Onésimo Fernández Rubio

AL ATARDECER

AL ATARDECER

(Síntesis de una vida dedicada a la Psiquiatría)

Onésimo Fernández Rubio

Onésimo Fernández Rubio

ISBN: 978-8469753323

AGRADECIMIENTOS

A Anunciata Baquer Masgrau, colega, amiga e inestimable consejera.

A Dionisio González de Andrés, amigo y supervisor de estas páginas.

Portada
María Collado Bailo

DEDICATORIA

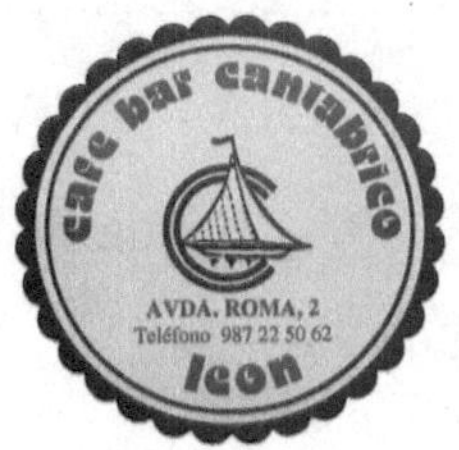

María Luisa se fue tempranamente, sin apenas conocernos.

Recientemente, nuestro queridísimo hermano, Josemari, igualmente

se ha ido. Tal vez esté ocupado en poner una heladería en el cielo

para que, cuando lleguemos, no sintamos nostalgia de aquellos

deliciosos helados que, junto a Paca y Onésimo, preparaba en el

Casino de nuestra querida Valencia de Don Juan.

En su imborrable recuerdo, tus hermanos te dedicamos estas líneas,

que a todos pertenecen por igual, también a ti.

También para Tomy y Daf, que nos esperan.

ÍNDICE

PRÓLOGO

"Un libro sin ningún tipo de complejos".

Este es el primer pensamiento que me vino a la cabeza después de terminar de leerlo.

El Dr. Fernández Rubio nos presenta una manera de ver la psiquiatría desde otro prisma diferente a como lo hace la psiquiatría "oficial". Amparado en una experiencia de muchos años de trabajo, va desgranando la mente humana desde el nacimiento hasta los últimos compases de la vida de una manera clara, concisa y sin ningún tipo de complejos. No le importa si sus opiniones son bien recibidas por el mundo académico o no; son sus opiniones, sustentadas en el psicoanálisis, y las expresa de forma que hasta los no iniciados en esta materia pueden entender.

El lector que se introduzca en este libro va a encontrar el porqué del sufrimiento humano, los motivos por los cuales actuamos de unas maneras y no de otras, las diferencias entre libertad y libre albedrío y un sin fin de cuestiones que todos, más pronto que tarde, nos planteamos cuando las cosas "no van" como deseamos.

Animo al lector a sentarse cómodamente, con una música relajante de fondo, e introducirse en el mundo apasionante de la psique, del alma, sin prisas, y que sin ningún tipo de tabú medite sobre lo que está leyendo. No es un libro fácil, es denso, de ahí mi recomendación de leerlo despacio, de meditarlo. Se esté de acuerdo con las teorías vertidas en estas páginas o no, a nadie va a dejar indiferente.

Dr. Enrique Cremades Martín

1. PREÁMBULO

Como cuando sobre las playas, las primeras lluvias de septiembre indican a los veraneantes que las vacaciones están a punto de finalizar, estas líneas me advierten igualmente que el deambular por los campos de la Psiquiatría va tocando a su término. En adelante, cuanto haya acontecido permanecerá en el recuerdo y únicamente desde ese rincón podrá ser evocado a modo de resumen, como cuando se han pasado las páginas de un libro y se repasa mentalmente su contenido.

El silencio se va adueñando de la algarabía y la soledad se enseñorea de los ayer concurridos lugares que, gradualmente, van quedando desiertos. Se va esfumando el bullicio de días atrás y la quietud se adueña de los otrora animados lugares, al tiempo que una nostálgica neblina otoñal desciende sobre los espacios ahora desolados.

Como digo, de lo pasado solamente permanecerá el recuerdo y, grabados en él, los pasajes más representativos que, a modo de mojones, servirán para su evocación. Finalmente, de todo solo permanecerá el sentimiento impalpable de cuando ya no hay posibilidad de retorno. Es ese mismo sentimiento el que hoy me anima a escribir este resumen, el extracto de toda mi vida profesional. En la recta final de mi camino, visible ya la meta, estas páginas, sedimento de todo el recorrido por el sendero de la Psiquiatría, no tienen otra finalidad que la de ser un mero desahogo personal. O, como mucho, la de un testimonio: el mío.

Como en el peregrino que avista el término del recorrido, libre ya del agobio de las vacilaciones de la partida, se ha instalado en mí una perspectiva de la aventura hace años iniciada. Muchas de las aspiraciones, ajenas a la estricta competencia de la profesión psiquiátrica, han quedado desprendidas con cada zancada. Así, en mi caso, aligerado del peso de los convencionalismos y requerimientos de la vida cotidiana, me es posible mostrar la experiencia sin las impurezas y estorbos que imponen, tanto la sumisión a los postulados establecidos como a la servidumbre de las inevitables ambiciones de los años de mocedad.

Y, puesto que esta exposición no pretende alzarse por encima de otras "verdades" ni, tampoco, aspira a ser trampolín para el logro de notoriedad o ventaja alguna, fácilmente podrá quedar sujeta al objetivo de ser mera transcripción de mis conversaciones íntimas. Con ello, me pongo al abrigo de críticas, a la par que quedo liberado de justificaciones. Porque, no pretendiendo nada, más allá de un exiguo desahogo, ninguna pérdida he de temer. Esta es, afortunadamente, mi posición.

Es pena que la índole de la materia, y mi torpeza también, impida una exposición menos categórica, más apegada al lirismo que, pese al drama, tienen los pasajes de las vidas sobre los que descansa esta redacción, mas es esta una limitación que no puedo burlar.

Por otra parte, las siguientes líneas continúan las ideas vertidas en mi anterior publicación, "La Enfermedad De La Vida", aunque hoy depuradas y afianzadas por el paso de los días.

Por comodidad, omito citar a los diferentes autores a quienes, directa o indirectamente, más que a mí, pertenecen las opiniones expuestas, si bien me reconozca en ellas ya desde los albores de mi vida, pues creo haberla transcurrido dando vueltas a la misma noción de la existencia, presente ya en mis primeros recuerdos, lo mismo que el burrito gira en torno a la noria, por más que en su fantasía crea trotar, libre, por prados ubérrimos. Así, declarando deberlo todo, cumplo con la fatigosa tarea de saturar las páginas de llamadas. Además, sucede aquí lo mismo que cuando se subrayan las frases o párrafos de una lectura que, creyendo descubrir en ellas algo nuevo, únicamente se resalta lo que ya nos había sido prestado por la intuición, bien que expuesto de una manera más clara y original.

Además, como el propósito que mueve a realizar este escrito es el de referir lo que de rescoldo ha quedado a lo largo de mí ejercicio profesional, no vendría a cuento la referencia, en cada punto, al autor a quien podría deberse tal o cual idea. Pero es que, además, no son solamente ideas aisladas las que aquí van a encontrar acomodo; por el contrario, es una concepción global y personal de entender la disciplina psiquiátrica, alejada de los tecnicismos y apegada a la existencia cotidiana, a la propia vida.

Porque a estas alturas, tengo serias dudas acerca de que las personas seamos capaces de aprender pautas para mejor vivir o, en todo caso, lo debemos hacer con escasa eficacia, de forma que muy bien pudiéramos pasar los días de la existencia dando vueltas a lo que se configurara en el mismo momento de abrir los ojos y que, en consecuencia, los días de nuestras vidas se consumaran en el mero afianzamiento de aquellas tempranas impresiones.

Pues bien, bajo estas condiciones escribo estas páginas, más no porque piense que vaya a aportar algo nuevo o beneficioso, no, simplemente, empujado por la misma necesidad expresiva que nos lleva a exteriorizar los contenidos del alma.

2. INTRODUCCIÓN

Estas páginas pretenden mostrar el sedimento de una vida ocupada en el ejercicio de la Psiquiatría, y lo quieren llevar a cabo con el mismo talante con el que el peregrino encara la conclusión de su camino, quien al final de su aventura, cree poseer una particular impresión acerca del significado del viaje, algo así como un poso, compendio de todas las sensaciones y vivencias que configuran nuestro particular sentido de la existencia, pese a saber que ella es algo inabarcable e indefinible.

De ser posible cualquier elección, pocas dudas podría tener acerca del móvil que me impulsó hacia la profesión psiquiátrica que, sin duda debió ser la curiosidad por encontrar una explicación acerca del sentido de nuestra estancia en la vida y el significado de la variedad de comportamientos, a veces paradójicos: este, creo, es el incentivo que mueve esta empresa.

Si bien se piensa, resulta sorprendente el hecho de que, a la altura del actual desarrollo de la humanidad, haya quienes aún vivan en la obcecación de defender causas genéticas, químicas y neurológicas, en descarada omisión de los factores emocionales, para conocer las fuentes del sufrimiento espiritual. Y, digo que resulta sorprendente porque, para mí entendimiento, las explicaciones acerca del malestar espiritual se me presentan diáfanas e inobjetables, sin necesidad de salir del ámbito psicológico. Además, parece estéril acogerse a inciertas causas que el futuro podría confirmar, o no, cuando en nuestras manos disponemos de explicaciones sencillas y suficientes.

Digo estar sorprendido por estas actitudes, aunque, por otra parte, es irremediable tratar de entenderlas, porque los apremiantes intereses de la subsistencia desplazan, por inoportunos, los de mayor transcendencia. Y, porque la vida discurre entre estrechos márgenes que apenas permiten el atrevimiento.

Volviendo sobre los pasos, tengo la impresión de que aún somos esclavos de prejuicios tales como los que dogmatizan que únicamente la verdad puede ser admitida si pasa el examen de la demostración matemática, como si no hubiera otras certezas fuera de aquellas. En mi anterior publicación dediqué algún comentario acerca de "lo científico", de modo que no lo repetiré. Únicamente comentaré que forzosamente hay hechos que son ciertos en sí mismos sin necesidad de su demostración matemática. Tal es el caso de la pena, el gozo, la ternura, la necesidad, la contrariedad, el día y la noche y un sinfín de aconteceres de la existencia.

Descartes llegó a la seguridad de existir por el hecho de pensar; de la misma forma pudo llegar a idéntica conclusión apelando al sentimiento, al sufrimiento, a la alegría o al llanto. La obstinación en buscar causas fuera del ámbito psicológico es conducta tan insensata como lo sería la de quien, perdido en el desierto, desdeñara el agua de un raquítico manantial a la espera de tropezar con un oasis.

Y digo esto porque a cuantos congresos, foros y reuniones, he asistido, todas las intervenciones, todas, finalizaron con la misma pretenciosa sentencia: "*Hoy no, pero en el futuro se espera que esta senda iniciada nos conduzca a la solución. El camino es prometedor. Se ha iniciado una senda que conducirá al logro de la meta propuesta*". Y todo ello referido siempre a un nuevo fármaco prometedor, aunque el sentido común nos advierta de que un fármaco tiene que ser ciertamente milagroso para atender la demanda de tantas solicitudes como se concitan en cualquier manifestación espiritual.

La testarudez de la realidad ha ido posponiendo, como no podía ser de otra forma, la confirmación a tales esperanzas, al tiempo que las reuniones "científicas" continúan su curso en medio de vacuas ponencias y magistrales lecciones, estableciéndose una clara disociación entre el ejercicio cotidiano de la especialidad -que debe tener lugar en la intimidad del gabinete-, y la ampulosidad de los discursos académicos; entre la vida real y la vida de las cátedras universitarias.

Pero, extrañezas aparte, de hallarme ahora en los comienzos del ejercicio de la profesión, con la vanidad aún intacta y la ambición sin freno, seguramente obraría a la manera clásica: trataría de precisar los conceptos que vienen constituyendo el entramado de la especialidad psiquiátrica (enfermedad, síntoma, etiología, etc.), ensayaría, después. una clasificación propia y procedería de igual manera con los elementos restantes (tratamiento, pronóstico, etc.), hasta alcanzar el final. Mas, repito, no aspira este a ser un tratado original sino el equivalente de lo que, referido a la cultura, fue definido por el autor de la relatividad, Albert Einstein, como "*lo que permanece de sedimento tras el olvido de lo memorizado*", sólo que aplicado a la esfera de la Psiquiatría.

Como en toda exposición, por muy objetiva que pretenda ser, los componentes biográficos juegan un papel importante y así, en mi caso, las particulares condiciones de la vida me han conducido por el camino de la simplicidad, sin que esta palabra tenga aquí connotación peyorativa; no es en sí buena ni mala, simplemente es. Porque, ejerciendo un juicio moral acerca de los hechos se cometería idéntico desatino que aquel que, estudiando las corrientes literarias conceptismo y culteranismo, por poner un ejemplo, finalizara afirmando la superioridad de una sobre la otra -siendo que ambas están al servicio de la expresión literaria-, y olvidara destacar las particularidades de cada una de ellas.

Incidentalmente diré que, si me hubiera tocado vivir en medio de las mencionadas corrientes, de seguro que estaría más cercano a la corriente conceptista.

Digresiones aparte, cuanto deseo poner de manifiesto es que toda mi educación me ha conducido hacia la sencillez, hacia la síntesis, a prestar atención preferente al fondo más que a la forma. De mis exámenes de facultad recuerdo que, para el cumplimiento del mismo cometido que otros compañeros precisaban de diez o más folios, a mí me bastaba con uno; y eso contando con que supiera las respuestas. Esta inclinación hacia lo escueto es una característica que me ha acompañado a todo lo largo.

Volviendo sobre los pasos, creo que nadie puede proclamar sensatamente no entender de Psiquiatría, como nadie puede afirmar no poseer noción alguna acerca de la justicia, porque ambas, a diferencia de otras especialidades técnicas bien delimitadas como, por ejemplo la informática, se ocupan de los universales intereses de la existencia y sobre ellos, se quiera que no, todos tenemos inevitablemente una opinión propia. Y, ¿de qué se podría ocupar la Psiquiatría si no fuera de los hechos de la vida misma y de la particular manera en que estos modelan la forma de la existencia de cada uno? La disciplina psiquiátrica no puede tratar de otro asunto que no sea la reconstrucción ordenada, paso a paso, de la forma con que los accidentes biográficos han venido configurando el genuino modo de estar la persona en el mundo, lo mismo que las aguas del rio se sujetan a su cauce y se ven condicionadas por él.

Antes de continuar, creo conveniente hacer una distinción entre los términos "ser" y "estar", entre esencia y circunstancia. Una persona puede "estar" en la vida de ebanista, por poner un ejemplo, pero no "ser" ebanista. Porque, en este ejemplo, "ser" ebanista es la circunstancia, el accidente del que el "ser" es su propia esencia.

Básicamente, la persona es una criatura forzada a la adaptación. Pues bien, la Psiquiatría estudia los antecedentes y las circunstancias que explican la particular manera de "estar" la persona en el mundo. Porque, si hay una característica que le pertenezca propiamente al ser, esa es la plasticidad, una propiedad derivada, a su vez, de la indefensión y la necesidad. Primeramente, el niño ha de ser moldeable para atravesar el canal del parto. Y esta exigencia que la naturaleza presenta en el plano biológico lo requiere igualmente para la esfera espiritual.

El ser aparece en el mundo provisto de un mismo caudal instintivo, destinado, fundamentalmente, a su acercamiento al placer y a la huida del sufrimiento. La posición del ser en el mundo está determinada por su interacción con las condiciones ambientales a las que, menesteroso como llega, ha de adecuarse forzosamente, de la misma forma que el timonel se ve obligado a ceder provisionalmente parte del rumbo para sortear corrientes y tempestades imposibles de afrontar. Más adelante, y en la medida de lo posible, a lo largo del curso de la vida la persona tratará de acomodar el mundo a su conveniencia, aunque para entonces tendrá ya esculpidos rasgos que determinarán su particular forma de "*estar*".

Observando el comportamiento del niño, intuimos que ese mismo caudal instintivo -en mi opinión constante para todos- entra forzosamente en conflicto con las imposiciones de los cuidadores y los requerimientos de la convivencia, a los que tiene que pagar un arancel. Porque, si a todos nos fuera permitido evolucionar espontáneamente, sin impedimentos -cosa imposible-, exhibiríamos, con escasas variaciones, idénticos comportamientos.

Los temores de los cuidadores, o los riesgos del ambiente, hacen que el niño haya de amoldarse a sus requerimientos, iniciándose así la edificación de su particular forma de *estar*, teniendo que entregar en este proceso parte de lo que hubiera sido su espontánea evolución. La secuencia de esta interminable cesión, semejante a la que acontece cuando atravesamos un camino de zarzas en las que van quedando jirones del vestido, describe la gradual pérdida de las señas de identidad individual, que en circunstancias extremadamente desfavorables convierten a la persona en un mero representante de aspiraciones ajenas. En otras palabras, las imposiciones ambientales pueden explicar a posteriori cómo una persona puede verse despojada de su ser, en mayor o menor grado, y convertirse en sede de aspiraciones de otros, pudiendo estas cesiones concluir, incluso, en la aniquilación del propio *ser*. Cuando este aciago desenlace tiene lugar, la persona contempla inerme el discurrir de los días de su existencia, sin serle permitido intervenir en su propia aventura, sin llegar nunca a ocupar "su posición", sin alcanzar la meta de ser "*ella misma*" o, lo que es igual, ocupándose del provecho ajeno; en pocas palabras: viviendo en la enajenación.

Este es el auténtico conflicto existencial y su reconstrucción, paso a paso, es el verdadero cometido de la disciplina psiquiátrica.

De cuanto precede, entiendo que la Psiquiatría es disciplina que se ocupa del estudio, en voluntaria colaboración con el solicitante, de la gradual incidencia de los obstáculos habidos en el desarrollo personal, que explicarán, a su vez, la mayor o menor detención del proceso -siempre por culminar-, que conduce al establecimiento de la persona en el mundo como siendo "*ella misma*". Una labor que, por cierto, tiene estrecha similitud con la del arqueólogo.

Este enunciado se aparta de las definiciones clásicas que entienden la Psiquiatría como la disciplina encargada de la atención de las llamadas enfermedades mentales. Porque el término enfermedad, que procede de la medicina corporal, no puede ser aplicado a la disciplina psiquiátrica sin la corrección necesaria, so pena de caer en el vicio derivado de su original significado, de lo "diferente", amén del matiz moral que el término "enfermedad" ha venido adquiriendo a lo largo de la evolución de la Psiquiatría.

La disciplina psiquiátrica es una reciente incorporación a la medicina tradicional, esencialmente materialista. La mejora de las condiciones de vida de la moderna sociedad ha traído consigo nuevas demandas y, tal como sucediera con otras disciplinas médicas, como la cirugía plástica, por poner un ejemplo, atiende nuevas necesidades distintas de aquéllas apremiantes de la cirugía de campaña en la que el mantenimiento de la vida era lo apremiante. Es por esta razón por la que el término enfermedad, así tomado, no adquiere un sentido cabal sin las adecuadas depuraciones para su actualización y empleo en la medicina espiritual. De otro lado, ¿qué significación tendría, en Psiquiatría, hablar de enfermedad cuando en este término no están incluidos los aspectos biográficos?

Parece más ajustado a la realidad hablar de padecimiento, o de sufrimiento. Porque, si bien se puede entender que las consideraciones biográficas sean relativamente secundarias para el entendimiento de una enfermedad física, como en el caso de una infección fortuita, por poner un ejemplo, no sucede así cuando de lo que se trata es de la comprensión de algo que se presenta con rasgos enigmáticos, como es el caso de un ataque de pánico, aparentemente desencadenado por el hecho de no estar en la butaca cercana a la salida de la sala de proyección. La palabra enfermedad tiene cierto matiz de parcialidad, de afectar áreas corporales limitadas, como sucede en las fracturas, por ejemplo. El término padecimiento, sin embargo, afecta a la persona en su globalidad y tiene que ver con todo el conjunto de avatares de su existencia. Si a esta diferencia se añade el hecho de que, aún en los tiempos presentes, el padecimiento espiritual lleva asociado una inapropiada y negativa carga moral y un cierto sentido de responsabilidad, cuando no de culpabilidad, entenderemos mejor el porqué de la necesidad de una diferenciación entre ambos términos.

En ambas formas, la persona sufre pasivamente sus efectos sin que en su causación haya tenido intervención alguna. En nada la esencia de la persona se ve afectada, solo en su circunstancia. Ni la enfermedad ni el padecimiento son inherentes al *"ser"* sino que forman parte de su "*estar*", de forma tal que se puede establecer una ley que, en el plano espiritual, podría ser enunciada de la siguiente forma: "*caso de hallarse en análogas condiciones, todas las personas exhibirían idénticas manifestaciones*".

Otra disparatada imitación de la medicina clásica es el intento de clasificación de las manifestaciones mentales. Bastará comentar a este respecto que todos los esfuerzos destinados a su encasillamiento, como los llevados a cabo por los autores de los manuales CIE y DSM, están condenados al fracaso. La inabarcable expresividad de la persona escapa a todo intento de ser inventariada, y mucho menos valorada. Esta dificultad explica sus incesantes actualizaciones, en un empeño baldío que solamente encuentra algún tipo de justificación en la elaboración de protocolos con destino a la "medicina defensiva".

Me explicaré. La extensión de la asistencia médica a toda la población -hecho que constituye, sin duda, una formidable conquista social- tiene, empero, graves inconvenientes, particularmente en lo que concierne a la asistencia psiquiátrica, puesto que tiende a generalizar lo que es de naturaleza individual, persona a persona. En los ambulatorios, por ejemplo, la asistencia psiquiátrica sigue un protocolo que comienza con la exposición del motivo de la consulta, y las correspondientes referencias biográficas, a una persona interpuesta. Solamente después de pasado este filtro el cliente es recibido por el psiquiatra, con lo que aquel se ve obligado a "desnudarse" dos veces ante dos personas desconocidas. Es claro que este sinsentido tiene que obedecer a intereses ajenos a la propia asistencia, como pudieran ser la promoción de los diversos escalones sanitarios, una labor entusiásticamente jaleada por los sindicatos en esa su siempre pendiente revolución. Se puede vacunar en serie, por ejemplo, pero hay determinados tipos de atención que han de ser personalizados; la asistencia psiquiátrica es uno de ellos.

Los tiempos actuales, caracterizados por una mayor exigencia y responsabilidad en la actuación médica, propician a su vez un flujo de reclamaciones aspecto éste que, si bien tiene ventajas, también, como ocurre con el "ataque nocturno" de las clases de táctica militar, tiene inconvenientes. Como consecuencia, aparece la asepsia en las relaciones médico-paciente y el nacimiento de los protocolos de actuación, pauta cuyo seguimiento pone al profesional al abrigo de las posibles reclamaciones, aunque esta actuación no siempre sea la más conveniente.

Dos antecedentes explican la situación actual: de un lado, la soberbia del colectivo médico, amigo de aparecer en los medios públicos pregonando los avances de la terapéutica lo que, a su vez, ha propiciado la extensión de la creencia de que la muerte es un fracaso médico y de otro, la desorientación de jueces y magistrados que muy a menudo transgreden el marco de su representación para invadir los campos de la Psicología, imponiendo sanciones multimillonarias. Resultado de todo ello es la actitud defensiva de la actuación médica, así como el uso indiscriminado y exhaustivo de pruebas, no importa si indicadas o no, en orden a estar resguardado por el protocolo.

Retomando el apartado en el que se resaltaban las diferencias entre la medicina del cuerpo y la del espíritu, se aceptará que, para esta última, en contraposición con el espíritu práctico imperante en la primera, todo cuanto competa a la fantasía será de capital interés. Parece increíble que aún se sostengan opiniones defensoras de la inutilidad de algún fenómeno y, lo que para una mente científica es más sorprendente aún, que se crea que pueda haber manifestaciones que no participen ni tengan relación con el resto de lo que constituye el hecho de la vida del individuo y con el individuo mismo. Particularmente, la práctica psiquiátrica adolece, probablemente en mayor medida que ninguna otra especialidad, de este defecto, de ahí el insensato empeño de malgastar las energías intentando erradicar los síntomas, que no son más que las apariencias de un acontecer más recóndito. Así se explica, también, el fracaso de los sucesivos planes de reforma de la asistencia psiquiátrica, más movidos por afanes electorales y estéticos que dictados por el conocimiento y la comprensión.

La Psiquiatría, lo mismo que el resto de las ramas del saber, como la botánica, por poner un ejemplo, ha seguido unos mismos pasos evolutivos: partiendo de la descripción de lo observado y encontrando semejanzas que posibiliten la agrupación en familias, hasta hallar un nexo común a todas. Se entiende que la primera fase -la descriptiva-, a falta de otro entendimiento, se agote en la hueca erudición basada en la infundada creencia de que por el hecho de nombrar algo se entra en la posesión de su conocimiento. En ello difícilmente nos libramos de la innata propensión humana a lo mágico y a lo milagroso, que lleva a la creencia de dominar algo por el solo hecho de haber adjudicado un nombre. Es la etapa artística, la de los emperifollados relatos clínicos, de los prolijos informes; la etapa literaria, en fin. A esta fase corresponde la Psiquiatría que conocí en las cátedras y en los congresos. A tal falta de entendimiento ha correspondido la ciega aplicación de los sucesivos remedios (terapias de choque y la administración de toda la gama de psicofármacos), así como la nunca extinta esperanza de hallar la solución definitiva en un milagroso preparado.

Probablemente sea la medicina la disciplina en la que más llamativamente se ha dado esta disparatada equiparación de conocer un fenómeno por el hecho de haberlo bautizado. Este irracional proceder se complementa con la extendida costumbre de aplicar la inapelable sentencia de "científicamente probada" cuando se quiere zanjar cualquier objeción. Tal vez sea esta decepción la explicación del porqué la medicina ha recogido a muchos de los antaño frecuentadores de iglesias, al tiempo de ser uno de los dos grandes vicios con los que tropieza el entendimiento. En el mismo sentido, el profuso empleo de siglas, remedos de las palabras mágicas privativas de los chamanes y oficiantes religiosos, tiene la intencionalidad de, amén de persuadir a los demás de la posesión de un discutible conocimiento, poner a quien así se manifiesta a resguardo de posibles reclamaciones.

Con idéntica intencionalidad se han instituido los protocolos asistenciales, rigurosa extensión de la asepsia quirúrgica al resto del quehacer médico que en realidad constituyen auténticos parapetos contra las demandas judiciales.

Al igual que ya ocurriera en botánica, también aquí, conforme se avanza en el conocimiento de la función va perdiendo importancia la descripción. Algo parecido a lo sucedido en mi época de estudiante de anatomía cuando dos cátedras, regidas por dos personas de sensibilidades casi opuestas: una pendiente de la prolija descripción de los accidentes anatómicos y otra más interesada en la función de la musculatura que en ellos se anclaba. Así, en Psiquiatría, en la medida que más se avanza en el conocimiento, con mayor unanimidad se acepta la existencia del síntoma por excelencia, *la angustia*, del cual dimanan todos los demás.

Incidentalmente destacaré que la angustia, descrita como una enfermedad por eminentes colegas, no es más que el medio en el que la vida se desarrolla, el aire que respiramos; no es enfermedad alguna. En este tema, como en tantos otros, como la tuberculosis, la parasitosis, la tiña, el raquitismo, etc., serán los tiempos con sus avances tecnológicos -y no en tanta proporción los progresos de la propia medicina- los que determinarán su decadencia.

La repetición conduce a la simplificación de pasos que al inicio se me presentaban tan enrevesados que, en mi pensamiento de entonces, estaban solamente al alcance de mentes privilegiadas y que, a la postre, muchos de ellos resultaron ser solo unos engolados charlatanes. Tal es el camino que conduce a la adquisición de lo que siempre ha sido conocido como "tener oficio". De la misma forma, el ejercicio profesional me ha conducido a un punto en el que, lo que antes parecía complejo y reservado para personajes excepcionales, todo se me muestra sencillo, claro, diáfano.

Hoy contemplo las cosas llenas de sencillez y es en virtud de ello que invito al lector, si alguno, a seguir, paso a paso, el recorrido natural de lo que es el ejercicio de esta especialidad, en vez de comenzar por la descripción de las entidades nosológicas y cosas por el estilo. Para ello, sigamos el sendero de alguien que acude a la consulta; de las expectativas que allí le conduce, de lo que con frecuencia encuentra y de las condiciones que se dan cita en ella.

Me parece artificial la distinción entre Psicología y Psiquiatría ya que ambas carecerían de sentido si se apartaran del estudio de la psique, del alma.

3. LA CONSULTA PSIQUIÁTRICA

La práctica psiquiátrica se inicia en el momento de la consulta y esta, como las demás consultas, tiene unos componentes bien definidos: el motivo propiamente dicho de ella, que es el relato; la persona que lo expresa, el cliente, y quien lo recibe, el psiquiatra.

Antes de que estos tres elementos entren en contacto, parecería innecesario añadir que todo lo que tenga lugar entre las cuatro paredes del gabinete ha de estar rodeado de una atmósfera en consonancia con la confidencialidad y libertad. La socialización de la atención médica hace que desgraciadamente estos requisitos no se cumplan.

El sufrimiento espiritual, puede ser expresado través de sus muy diversas manifestaciones, tales como el mareo (las personas que no pueden ir sentadas a espaldas del sentido de la marcha en los autobuses), la inquietud, la fobia, la obsesión, el decaimiento, el delirio y la alucinación, entre otros, amén de un variado muestrario de signos corporales. A través de estas manifestaciones, de los *síntomas*, se expresa el padecimiento. Su verbalización es el nexo de unión entre cliente y médico.

El objeto de la consulta se materializa en el relato del paciente y es, en esencia, la expresión del síntoma que, como se ha dicho, puede mostrarse a través de muy variadas apariencias, todas ellas anunciantes de un sufrimiento cuya causa no es directamente comprensible mediante el empleo de la razón, sino que está oculta en los dominios del llamado *inconsciente*. En Psiquiatría, a diferencia de lo que ocurre en medicina orgánica, los síntomas, (lavar repetidas veces las manos sin poder evitarlo, por ejemplo), se imponen de forma fatal e incomprensible para quien los sufre, provocando, a la par que su desazón, la extrañeza de sentirse dominado por tan absurdo ritual. ¿Cómo entender que estando limpias no sea posible evitar lavarlas una y otra vez? Este carácter enigmático e imperioso es lo que justifica la presencia del psiquiatra, a quien corresponde el papel de desentrañar su significado.

Respecto del síntoma es conveniente hacer una serie de precisiones. En primer lugar, no se deben confundir los términos causa y síntoma. Síntoma, como digo, es la forma de manifestarse un acontecer íntimo, algo similar a lo que sucede con el humo y el fuego. Por tanto, no es solamente una molestia, es la manifestación simplificada de un complejo acontecer que concierne a la vida entera del individuo. El relato verbal del síntoma expresa solamente la apariencia del conflicto.

Pero es que, además, el síntoma no es algo baladí, es un reservorio de energía potencial que, si secuestrada, no puede ingresar en el torrente general y pasar disposición del individuo quien ve así mermada su capacidad para gestionar la vida. Por tanto, no es algo que, caso de que fuera viable, conviniera eliminar, pues con ello se amputarían muchas de las posibilidades de quien lo padece. Esta energía, sometida a poderosos procesos de represión, puede hallar descarga, además de en los síntomas propiamente psíquicos, en la creación de manifestaciones físicas a través del proceso conocido por somatización.

El avance de la física, precedente de los prodigiosos instrumentos de exploración corporal actuales, es, en gran manera, causantes del engreimiento de la medicina organicista y su menosprecio al mencionado proceso de transformación de los conflictos psíquicos en alteraciones somáticas.

La inapropiada orientación farmacológica de la Psiquiatría explica, también, los extravíos que se dan en este campo, probablemente de forma más acusada que en ningún otro y que se ponen de relieve en las unidades hospitalarias para el tratamiento de la anorexia - verdaderos recintos de tortura-, en las disparatadas unidades para la atención de las drogodependencias, en el abuso de las prescripciones farmacológicas, en el inadecuado empleo de la orientación conductista, en las descarriadas unidades de atención de la llamada enfermedad de Alzheimer, en la creación de las insomnes unidades del sueño, en las dolorosas unidades del dolor y en un sin fin de despropósitos.

Ya fue aberrante el empleo de los conocimientos psicológicos en el reclutamiento de soldados en la segunda guerra mundial, porque nada hay más contrario a la asistencia psicológica que la aplicación de su conocimiento con finalidad distinta a la de la identificación de los obstáculos que se oponen a que la persona pueda alcanzar la meta de ser "ella misma". Pero parece ser que en esto, como en otras muchas actividades, se sigue la corriente policíaca, como cuando se obliga a orinar a los usuarios de las unidades de atención a la drogodependencia, en presencia de los "comisarios médicos" quienes ni siquiera tienen a bien tratar de entender el porqué de cuantos fenómenos están a la vista de su observación.

En esta confusión, la extendida "doctrina del contagio" juega también un destacado papel. Lo misma táctica de aislamiento, pertinente en la atención de las enfermedades infecciosas en las que, efectivamente, hay un riesgo en la exposición al foco patógeno, se ha trasladado, sin crítica, al mundo psicológico, hecho particularmente evidente en la campaña emprendida contra la anorexia, al punto de prohibir el desfile a modelos que no alcancen un determinado peso. En el fondo late, incólume, el convencimiento de la irresistible seducción que tiene la tentación del pecado, en este caso en forma de comida; circunstancia sorprendente para todos quienes conocimos épocas de pobreza y hambre.

Otro de los desaciertos de la Psiquiatría, en su aspecto práctico, es el de considerar el síntoma como un hecho aislado, fútil, susceptible de ser juzgado y corregido, como si se tratara de un capricho o de una conducta atolondrada. Nada de tratar de entender que los síntomas pudieran ser la consecuencia de unas determinadas causas y que la diversidad de sus presentaciones no tuviera otro propósito que la de ser señales de auxilio que el *ser* lanza al exterior en su empeño por no perecer.

La angustia es el síntoma fundamental del que derivan todos los demás. La palabra viene del latín y significa angostura, estrechamiento, dificultad, y habla de un conflicto inconsciente que siempre tiene como significado el temor, no a morir físicamente, sino a perecer como *ser*.

Volvamos tras los diferentes pasos que tienen lugar en la consulta psiquiátrica. En referencia al relato no es ocioso advertir que la narración del cliente es, por definición, veraz y corresponde al cúmulo de vivencias e interpretaciones personales, por lo que no puede ser puesto en duda, sino que debe recibirse tal cual sale de sus labios. Al psiquiatra no compete el juicio acerca de su autenticidad, sino la investigación de su significado. El relato es, por tanto, incuestionable.

Alguien podría argumentar que la persona, presentando así las cosas, podría haberlas desfigurado, deformado o malinterpretado. Pero, ¿impide al arqueólogo cumplir con su cometido el hecho de que el paso del tiempo haya podido desvirtuar los restos objeto de su investigación? Por lo demás, ¿qué hacer, si así fuera? ¿Quién es el objeto de atención, la persona que acude al gabinete o, por el contrario, el mundo que cree percibir con mayor claridad lo que el paciente ha vivido y que constituye su realidad? La ausencia de una aproximación cabal hace que esta verdad de Perogrullo se preste a ser una artificial disyuntiva, porque lo que el cliente refiere es producto de sus vivencias y de la interpretación de las mismas. En su aceptación no puede caber objeción alguna. Lo contrario sería tanto como decirle que no debería interpretar las cosas como lo hace, con lo cual nos encontraríamos ante el extravío de pedir que fuera otra persona quien acudiera al consultorio, ya que éste parece incapaz. No hay forma más taimada de rechazo que la de poner en duda el relato.

Por tanto, el requisito inexcusable para el establecimiento de una relación terapéutica es la aceptación del relato tal cual es referido. Este contiene hechos reales a todos los efectos y sobre cuya autenticidad no cabe cuestionamiento alguno. El psiquiatra es un investigador, no un policía. Con toda seguridad, ya bastantes policías y juicios se ocultan tras los síntomas de quien viene a la consulta como para añadir más carga al trabajo iniciado en sus remotos tiempos. La aceptación del relato, tal cual sale de los labios del cliente, se basa, además, en la incuestionable realidad de que cuanto expresa son vivencias que sufre impotente y a la cuales reacciona con las armas que la vida ha proporcionado. Por ello, el relato es auténtico en sí mismo. La misión del psiquiatra es desenmarañar la trama oculta tras él, por lo que mal podría hacerlo si parte del recelo. Poner en cuestión los datos es tanto como tildar de farsante a la persona que los refiere, o lo que es lo mismo: convertirse en juez.

Ni aún en el caso de las personas aquejadas de ideación delirante, que reaccionan a estímulos imaginarios, esta afirmación perdería validez, porque el contenido delirante con toda seguridad hace referencia a vivencias reales acontecidas. Cometido del psiquiatra es encontrar los eslabones perdidos que darían sentido a lo que en apariencia parece no tenerlo.

La labor del psiquiatra es sencilla: consiste en ordenar un relato sólo aparentemente incoherente; algo así como recomponer un rompecabezas hasta lograr una figura congruente o la de desenredar un ovillo enmarañado.

Pero, ante todo, el psiquiatra debe permitir hablar a quien acude a él. ¡Parece increíble, que se haya de hacer esta observación! Pero así es, porque el hecho de haber recibido un título no dispensa al diplomado de tener que escuchar la historia del cliente, como tampoco le sitúa en una posición de sapiencia tal que nada tiene que aprender de su relato, ni siquiera tendría que escucharlo.

De otro lado, el marco en el que se desarrolla la consulta requiere unas condiciones particulares. En primer lugar, se ha de dar por descontado que la persona acude libremente y no conducida por sus ascendientes. La voluntariedad es aquí, como en la vida en general, requisito insoslayable. Esto, que es de sentido común, no parece tan evidente en el mundo de la atención psiquiátrica en el que puede darse la circunstancia de que el profesional se vea coaccionado por lo apremiante de una situación, como sucede en los temores familiares ante la amenaza de suicidio de uno de sus miembros, por ejemplo.

La privacidad es otro elemento indispensable. La socializante disposición de la atención psiquiátrica en el sistema público que, entre otros disparates, impone el relato a la enfermera, como requisito previo para la entrevista con el psiquiatra, violenta el principio de intimidad, el mantenimiento del secreto profesional y el sentido común.

Esta observación sería innecesaria con el solo hecho de que el psiquiatra estuviera en posesión de la indispensable empatía, de esa capacidad de ponerse en el lugar del "otro" o, sencillamente, de la posibilidad de seguir la recomendación evangélica: "*Obra para con los demás tal como quisieras que los demás hicieran contigo*". Pero la aptitud de verse reflejado en el prójimo no se adquiere en la facultad. Este idolatrado "cientificismo" nos ha hecho olvidar que, antes que nada, somos personas y como tales podemos contemplarnos en el espejo de los demás. Para el ejercicio de la Psiquiatría, la ausencia de estas dotes es particularmente nociva.

En referencia al quehacer psiquiátrico conviene distinguir dos actitudes que comportan otros tantos modelos de aproximación al síntoma: de un lado, la de quienes entienden que su función es la de desentrañar el significado oculto tras él y de otro, la de quienes están movidos por el único propósito de su erradicación. Algo parecido a lo que sucede en el mundo de los dirigentes políticos, en el que unos tienen por finalidad suprema el triunfo en las elecciones y otros que contemplan el ascenso al poder como único medio para desarrollar las ideas en pro del bienestar común.

Teóricamente podría aceptarse la validez de estas dos orientaciones de no ser porque es imposible la liberación del síntoma si no es a través de su esclarecimiento ya que éste no es más que la expresión de un sufrimiento que se manifiesta de forma desfigurada, disparatada si se quiere. Si el síntoma es, como se ha dicho, el equivalente al humo que anuncia al fuego, el bombero obraría erróneamente dirigiendo el caudal de agua hacia él. En el mismo desmán incurriría el psiquiatra empleando los esfuerzos en su imposible erradicación; digo imposible porque, si bien sería factible su mudanza en otra forma de manifestación, a la postre no pasaría de ser una maniobra inútil, como la empleada por el avestruz que, escondiendo la cabeza, cree haber confundido a su perseguidor. Porque, vuelvo a repetir, el síntoma es la manifestación sucinta de un acontecer de mayor envergadura.

Pese al siglo transcurrido desde las publicaciones de Freud, es sorprendente que aún se continúe contemplando a la persona como un objeto para la descripción, como se podría hacer con las ramas de un árbol, diversas cada una de ellas, sin reparar el arranque común de un mismo tronco y unas mismas raíces. De esta manera se pueden pasar horas en la prolija descripción sin que ello se traduzca en conocimiento alguno. A esta fragmentaria forma de observación puede ser debida la utilización del término *"cosificación"*, la transformación de lo complejo en algo elemental y ajeno.

Quien solicita la consulta es porque es portador de un incomprensible sufrimiento, un enigma que le ocasiona una pesadumbre que no entiende y que, depositado en manos competentes, espera le sea esclarecido. Parecerá esto una simpleza, pero no será visto así si reparamos en el hecho frecuente del uso de los test psicológicos, que es una forma de torpedear la comunicación.

El cometido de la Psiquiatría es semejante al de la arqueología: es una labor de investigación, que partiendo de unos indicios -el relato del paciente-, trata de enlazar eslabones perdidos en la cadena del pasado para que éste adquiera un sentido cabal. Debe ser, por tanto, una labor de reconstrucción.

En el desempeño de la atención psiquiátrica, a diferencia de lo que se requiere en otras actividades más tecnificadas, como por ejemplo la informática, las características personales son decisivas. La técnica ocupa aquí un lugar muy secundario. En el ejercicio de cualquier otra profesión los resultados son prácticamente idénticos para un variado grupo de personas, habida cuenta de que lo primordial, el modo de proceder, es básicamente el mismo. Pero en Psiquiatría, donde el soporte técnico es escaso y tan fácil resulta la injerencia de las opiniones subjetivas, es donde las características personales son determinantes.

La simpatía que despierta la conmiseración es apropiada para el compasivo acompañamiento pero, en Psicología, la verdadera simpatía es el resultado del entendimiento. Por ello, y con independencia de cualquier otra consideración, el relato nos conmueve y suscita prontamente nuestra adhesión y es así porque, sencillamente, entendemos su situación. Contrariamente, quienes no alcanzan esa explicación, quienes no disfrutan de esa capacidad, tampoco podrán experimentar esa simpatía, su quehacer se tornará tedioso y pronto se indispondrán con el cliente y acabarán enfrentados, ironizando incluso acerca de sus "rarezas".

Una advertencia previa: cuantas opiniones van a ser expresadas no constituyen, en absoluto, crítica o afeamiento hacia los comportamientos u opiniones de sus promotores, puesto que, como he advertido, nadie soy para juzgarlos. Serían, por el contrario, muestras mediante las cuales trato de poner de relieve el apasionamiento y la confusión que se dan cita en esta disciplina. También quisiera dejar bien sentado que, para mí, el verdadero procedimiento terapéutico se inicia con el método investigador derivado de los estudios de Sigmund Freud (1856-1939), con el Psicoanálisis. Aunque en la naturaleza ningún acontecimiento está aislado, se puede decir que la aparición de la obra de Freud marca un antes y un después en la disciplina psiquiátrica, una separación entre la Psiquiatría meramente descriptiva y la deductiva, el Psicoanálisis, método esencialmente investigador. Su aportación inaugura una nueva era psiquiátrica, presidida por la creencia en que puede haber coherencia en lo aparentemente disparatado, sensatez en lo superficialmente absurdo, racionalidad en lo exteriormente desatinado. Es, en el campo de la Psicología, el primer movimiento científico tendente al hallazgo de las conexiones entre causas y efectos. Freud inició no solamente un procedimiento terapéutico sino el "procedimiento terapéutico en sí mismo".

Freud se reunió de brillantes colaboradores muchos de los cuales permanecieron leales al maestro. Otros, como siempre sucede en la formación de los grupos y más cuando el fundador es de una categoría extraordinaria, abandonaron el grupo debido, en apariencia, a discrepancias teóricas. Tales fueron los casos de Carl Jung y Alfred Adler quienes, pretextando divergencias doctrinales, olvidaron las fuentes de sus inicios e incapaces del lógico reconocimiento, se pusieron abiertamente frente al fundador. El despiadado paso del tiempo les ha, prácticamente, arrinconado en el olvido.

Hoy día, aún conviven chirriantes contradicciones en torno a la figura de Freud. Para ejemplo valga la entrevista, publicada en un semanal de tirada nacional, a uno de nuestros más encumbrados representantes del docente estamento psiquiátrico, que viene a declarar: *"la lectura de la obra de Freud cambió mi vida"*, para, a continuación afirmar que *"el Psicoanálisis es muy útil para las personas relativamente sanas, para conocer el mundo interior y ampliar así sus horizontes, pero como método terapéutico no tiene en absoluto utilidad"*. Cuando, acto seguido, recuerda su infancia y destaca el papel de los padres, así como sus previsiones respecto de su futuro, añade: *"Me sentía huérfano, pero el saberlo cura"*. He aquí una muestra de la incoherencia en que se incurre cuando se tiene a uno mismo por distinto de los demás.

Es obvio que quien atienda a otro se beneficiará de la capacidad de no mezclar en la empresa sus posiciones ideológicas, políticas, religiosas y morales. Muy particularmente, disfrutará hallándose libre de aquellas posiciones paranoides, tan frecuentes entre los llamados "politólogos", que contemplan el mundo regido por una persona, o asociación de seres, de malévolos propósitos, como con frecuencia sucede en un nutrido grupo de "sabios" historiadores quienes creen estar en posesión de la clave que hubiera ahorrado a la humanidad todos los males que viene padeciendo, aún padece y seguramente padecerá. Pero la historia de la humanidad es demasiado compleja como para que algún avispado disponga de tamaña penetración.

La desmedida ambición material es otra perniciosa compañera de viaje, así como, también, la urgencia en hallar conexiones inmediatas entre causas y efectos; pretensión tan absurda como lo sería, en el arqueólogo, la prisa por descubrir los misterios sepultados por siglos el primer día y al lado mismo de los indicios.

Únicamente cuando el psiquiatra puede ceñirse al cometido de entender se verá libre del lastre que supone la atención a otros aspectos ajenos a la propia labor profesional, como las simpatías o antipatías provocadas por determinadas manifestaciones. Tampoco caerá ofuscaciones semejantes a las que incurrió otro prominente catedrático que, sin rubor, declaró sentir aversión hacia los clientes tipificados de hipocondríacos, por considerarlos "*egoístas profundos*".

Como bien se puede observar, los juicios morales, los afectos y las ambiciones son desaconsejables compañías para el ejercicio psiquiátrico; no solamente para el cliente sino para el propio profesional quien, poco a poco, se ve alejado del apasionamiento que, en su día, suscitó el inicio de la "vocación". Esta frustración explica las desairadas repuestas y los despectivos comentarios de quienes tienen en sus manos lo más preciado: la persona.

Otro requisito particularmente importante en el ámbito de la consulta es el uso escrupuloso del lenguaje, que ha de ser esmerado para que de ningún comentario se pudiera deducir una desemejanza entre el cliente y el resto del mundo porque, en definitiva, el gabinete tiene que ser el marco en el que, además de hallar una explicación a las dolencias, el cliente pueda vivir una experiencia reparadora del daño sufrido. La elección de las palabras ha de ser exquisitamente cuidada para que ninguna pueda ser interpretada como una nueva recriminación añadida a las ya múltiples recibidas. En este sentido téngase en cuenta que la jerga psiquiátrica está llena de tecnicismos malsonantes que refuerzan la idea de excepcionalidad y de diferenciación. Para mostrar un sencillo ejemplo tomemos las palabras "rehabilitación" y "reinserción" cuyo uso, además de ser improcedente, nos remite inmediatamente a la concepción cristiana de pecado, culpa y remisión.

Se espera que el psiquiatra esté capacitado para permitir, sin obstrucción, el discurso del paciente, aspecto éste que, pareciendo pueril - ¿qué otra cosa cabría esperar? -, no es tan frecuente. Por tanto, una de las más importantes condiciones para poder celebrar una verdadera consulta es la de que el cliente pueda manifestar, sin restricciones, el motivo que le lleva allí. Esta observación es oportuna habida cuenta de la frecuencia con la que la exposición puede verse boicoteada de muy diversas maneras, tales como enfatizar lo irracional de las quejas -método mucho más corriente de lo que se pudiera pensar-, cuando no apelando a la descalificación moral. En fin, todo aquello que esté al margen del estricto afán investigador puede ser considerado como un artilugio destinado al entorpecimiento del natural curso del relato, bien que no sea de manera expresamente deliberada.

Disfrutar de paz interna es otro factor imprescindible para poder escuchar. Aunque parecería lógico que esta facultad debería, por definición, suponerse presente en todo profesional de la Psiquiatría, no es así porque escuchar es asunto más complicado de lo que a primera vista pudiera parecer, pues el relato del paciente puede despertar fácilmente el desagradable sentimiento de impotencia. Además, está el inconveniente, no menos desdeñable, de que quien escucha pierde el protagonismo y ello desencadena no pocas resistencias narcisistas. Por ello, la realización de test, las labores diagnósticas y la irrupción del consejo, son frecuentes ardides destinados a contener la que pudiera resultar insoportable avalancha de información.

Uno de los sibilinos procedimientos de contención a la exposición de los padecimientos es la exigencia de realización de los llamados test autoevaluados; una grosera maniobra para rehuir al consultante. No digamos nada acerca de ciertos test biológicos, como el que estuvo en boga hace años: el test de la supresión de la dexametasona, del que ya no queda ni el recuerdo. Obsérvese la burda maniobra que comienza con la creación de unas entidades artificiales para después someterlas a experimentación. En la lógica cotidiana es una tan descabellada maniobra como la de aquél que hiciera un viaje a las cataratas Victoria y, ya ante ellas, cerrara los ojos y pidiera al acompañante que le describiera el magno espectáculo. Esto es cuanto viene aconteciendo desde siempre, en el terreno de la

Psiquiatría, sin que haya que señalar culpables ni atribuir mala intención a nadie.

Y a todo esto la persona, el verdadero protagonista, queda al margen, cuando tan sencillo sería permitirle hablar y manifestar sus pesares. Claro que todo esto, tan sencillo y natural, despojaría a los doctores de ese tan artificial barniz de "sabios". Es así que el psiquiatra es quien tiene que revelar a quien está decaído que verdaderamente lo está, o que no lo está. Toda una paradoja.

Tras la recepción del relato, el psicoanalista se vale de la interpretación y su posterior sometimiento al criterio del cliente. Porque, no olvidemos que la consulta es, ante todo, una colaboración entre sus dos protagonistas. La interpretación es la consecuencia lógica del relato del paciente, no una adivinanza. Nuevamente aquí es el sentido común el que, tras una cuidadosa atención y ausencia de apremiante necesidad de protagonismo, lleva de la mano a una explicación congruente.

Que la naturaleza no obra nunca a saltos, es principio aceptado en todas las disciplinas del saber. Sin embargo, en el terreno de la Psiquiatría es frecuente que la persona del cliente, aún de buena fe, señale una fecha o un acontecimiento como el inicio de la aparición de la sintomatología que le conduce a la consulta. En relación a ello es posible afirmar que esta frecuente apreciación está movida por el deseo de simplificación, de hacer que las cosas sean más sencillas, ardid inconsciente que queda fácilmente descubierto en los primeros compases de la consulta, porque tras de cualquier manifestación hay siempre unos condicionantes remotos que explican su desarrollo en la forma que lo hace. Los grandes cataclismos que parecen irrumpir súbitamente son la consecuencia de una labor preparatoria. Hasta en el campo de la medicina que entiende de enfermedades infecciosas, se cumple este principio. Actualmente, y más acentuadamente en ocasión del "Ébola", se vive el desatino de creer que las infecciones aparecen por generación espontánea. Todo proceso infeccioso ha de ser estudiado en su carácter dialogante; es decir, en cualquier circunstancia los efectos que un agente patógeno puede causar están modulados por la interacción de los dos elementos en litigio: el agente infeccioso y el huésped. Erróneamente, se da hoy por hecho que el resultado depende únicamente del primero.

La interpretación es el útil del que se vale el psiquiatra para llegar a la revelación del significado del síntoma, inaccesible directamente a la deducción razonada. Empero, la interpretación no es algo que proceda de la sapiencia del psiquiatra, no; es la adquisición que, en la colaboración con el cliente, va deduciéndose gradualmente a través de las sesiones. De nada vale, pues, que el psiquiatra juegue a ser adivino porque, aun siendo su interpretación acertada, el beneficio sería nulo y no tendría otro propósito que la exaltación de su vanidad ante el cliente, toda vez que no sería refrendado por su "insight", por su aceptación. Este proceso de conocimiento -también conocido por proceso terapéutico-, es el resultado de una labor conjunta en la que toda averiguación ha de ser sometida a la parte racional de cliente.

Las sucesivas interpretaciones, si son oportunas y acertadas -y difícilmente pueden ser erróneas si son la consecuencia del relato del paciente-, restablecen la contigüidad biográfica rota por la acción de la conciencia moral durante el proceso de educación. Con ello, la genuina valoración personal, no digo que sería repuesta, sino que se instauraría por vez primera. Paralelamente, los sentimientos de culpa se disiparían, permitiendo aflorar la consiguiente armonía entre partes, hasta entonces en rivalidad. Porque la felicidad, si bien es un término etéreo, tiene una realidad precisa en el campo de la Psicología: ni más ni menos que "ser amigo de uno mismo". Tal es la meta a lograr, un destino que parecería pueril a primera vista pero que constituye el logro mayor que en esta vida es posible alcanzar.

Al estado de enemistad con uno mismo se llega cuando los obstáculos opuestos al logro de las naturales aspiraciones convencen al niño de que éstas son disparatadas y que quienes desean tales o cuales cosas son niños malos, "diferentes", distinto de los demás, "raros". Y sobre este entramado se instaura el verdadero sufrimiento espiritual, el más doloroso de todos. Sentirse aparte del mundo, exiliado, es el más cruel de los tormentos. Mediante la interpretación, y en la aquiescencia del cliente, la imagen personal queda paulatinamente libre de los "errores" condicionados por la despiadada acción del pasado.

Quienes sienten una angustia invencible a la hora de tomar el ascensor, o para quienes la irrupción de esa insoportable sensación les impide someterse a la estrechez que supone una exploración médica, como el escáner, o quienes se ven forzados a volver sobre los pasos, una y otra vez, para nunca quedar totalmente convencidos de haber dejado cerrada la llave del gas, por poner unos ejemplos comunes, aceptarán que ha de haber un algo que explique tamaña "irracionalidad" que escapa al inmediato entendimiento. Pues bien, ese elemento coincidirá con el contenido inconsciente descrito por Freud. En su desenmascaramiento se consume la labor psicoanalítica. ¿Lo hace por mero capricho? En absoluto. La persona subyugada por estos contenidos semeja al ciego situado en un lugar desconocido, sin señal orientativa alguna.

Aun a riesgo de parecer repetitivo, creo necesario insistir en que la interpretación no debe contener juicio moral alguno. Insisto en ello debido a la excesiva frecuencia con la que la errada interpretación de una conducta deriva en grandes calamidades, singularmente en la adolescencia -época por excelencia de experimentación y autoafirmación, torpemente confundida con rebeldía-, en la que el malentendido de un hecho puede iniciar un camino sin retorno, como sucede en el caso de la experimentación con sustancias prohibidas. Así, lo que solamente es la satisfacción de una curiosidad juvenil se puede convertir en el inicio de un calvario. En este sentido, llama la atención la facilidad con que los mayores olvidan sus épocas de niñez y mocedad.

Otra condición que parece innecesario destacar, es la de que el psiquiatra debe guardar el secreto de todo lo expuesto en el gabinete. Nuevamente estamos ante una advertencia obvia, pero es que en algunas ocasiones, escasas por fortuna, se transgreden estas normas. En un proceso de separación, otro reputado profesor careció de escrúpulos para asesorar al abogado del esposo, desvelando datos del secreto profesional de la esposa, que había sido su cliente con anterioridad.

Una vez comentados los elementos presentes en la consulta llegamos al momento del tratamiento, término que prefiero sustituir por el de atención, destino final de la consulta. El empleo del término tratamiento es más apropiado para describir los sucesivos pasos en la preparación de un producto, como el vino, por poner un ejemplo. Por ello, he sustituido intencionadamente el término de tratamiento por el de colaboración, ya que la atención psicológica, como cualquier otra empresa, solamente puede basarse en el acuerdo de partes para una cooperación en la que estas aceptan las condiciones pactadas. Porque primeramente ha de acordarse un plan en el que, con claridad, queden explícitos los términos del contrato, el alcance y limitaciones del mismo. Cuando este quede nítidamente establecido y acordado, será un vínculo sólido para la colaboración de ambos, cliente y médico. Por el contrario, todo lo que se esquive en los primeros compases será una rémora que se arrastrará a lo largo de la atención.

No es posible establecer la duración de la colaboración, aunque forzosamente ha de ser larga pues, como se ha comentado, no se trata de la sustitución de la pieza desgastada de un engranaje; es una forma de renacimiento en el sentido más cabal.

En relación con la duración de esta colaboración, tan criticada por desconocimiento de sus razones, téngase en cuenta que el curso de los procesos no está sujetos a nuestras necesidades. Por muy acuciante que fuera la necesidad de un sucesor varón, no se tiene noticia de rey alguno que intentara acortar el tiempo de gestación de la esposa. Cada proceso tiene su tempo, su duración que no es posible acortar. El camino que parece más largo, si elegido sabiamente, puede conducir a la meta con mayor brevedad. Un codicioso pastelero penaba porque sus aprendices ocasionaban no pocos desaguisados en el obrador debido, mayormente, a las prisas por engullir pasteles, aprovechando los descuidos del dueño. Todo ello tenía como consecuencia que fueran despedidos prontamente y tuviera que preparar nuevas remesas de aprendices. Una noche, finalizada la tarea diaria, confió a la esposa el motivo de su disgusto y ella le respondió que de no ser por su excesiva vigilancia las cosas sucederían de otra forma, "¿Qué debo hacer, entonces, dejar que se coman todos los dulces?", replicó, escandalizado. Pero ella se limitó a responder:" Haz, pues, lo que quieras". Esta respuesta contrarió al roñoso pastelero pero le dio tajo para pensar toda la noche. Al día siguiente, al recibir a nuevos candidatos dijo: "Antes de iniciaros en los secretos del oficio, esta semana la vamos a dedicar por entero a que comáis cuantos dulces os apetezcan; así sabré cuales son de vuestro mayor agrado y los que se venderán mejor. Y lo que tenía que suceder tuvo lugar. Los becarios se atiborraron de dulces hasta que el hartazgo hizo aborrecer los hojaldres, las cremas y demás golosinas. De esa forma pudo el pastelero continuar su oficio en medio de una tranquilidad nunca antes experimentada.

Se puede comparar la labor terapéutica con el empeño del anatómico en su paciente tarea de liberar las diferentes capas de tejidos hasta dejar al descubierto la estructura del órgano buscado o, lo que es lo mismo, al hecho de desenmarañar un ovillo liberando de marañas su recorrido.

Por lo demás, la investigación que tiene lugar en el marco de la alianza terapéutica está lleno de sencillez, siempre que en la persona del psiquiatra no medien elementos extraños a la propia tarea, como pudieran ser aquellos relacionados con la vanidad. Pero si este puede sujetarse a la representación que tiene, sin otros afanes o ambiciones, la tarea es tan sencilla como la de quien se entretiene armando un rompecabezas, sin pedir que de su gestión el mundo quede maravillado por su sagacidad o su rapidez en la finalización del cometido.

De lo que llevamos dicho se deduce que la atención ha de fundamentarse en una colaboración activa entre partes, antecedida de un pacto, al igual que en cualquier otra empresa. El planteamiento de las condiciones de colaboración es requisito indispensable para el logro de la meta deseada. No es una persona quien va a correr con la responsabilidad influyendo sobre la otra; es la colaboración entre ambas lo que va a posibilitar el descubrimiento del enigma escondido tras el síntoma. A la par que esta colaboración progresa a través del tiempo -y aquí las prisas son contraproducentes-, el conjunto de fuerzas dinámicas se va reorganizando de forma más eficaz para atender al bienestar del individuo, teniendo siempre presente que antes de que el síntoma desaparezca habrán variado la disposición dinámica de las fuerzas psíquicas.

Basándose el ejercicio de la Psiquiatría en la búsqueda del conocimiento es disparatada la introducción de ninguna otra expresión de connotación moral, tal como el empleo del vocablo "ayuda", término más apropiado al ejercicio de la caridad. En la colaboración que forzosamente debe presidir la labor psicoanalítica, nadie ayuda a nadie. La empresa se sustanciará en beneficio mutuo.

Finalmente, dediquemos algún comentario acerca de la formación psiquiátrica de nuestras universidades, que malvive en su sempiterna lucha por ser aceptada en el cabildo médico para lo que, viviendo de lo psicológico - que no otra cosa significa el prefijo psique-, incurre en la incoherencia de una deriva organicista. Y, en concordancia con este dislate, las unidades psiquiátricas están arrinconadas en las últimas plantas de los hospitales generales.

Tal es la incongruencia que domina este panorama que diariamente, no solamente aquí sino en muchas otras universidades, aparecen publicaciones con los últimos hallazgos de la "investigación psiquiátrica", siempre relacionadas con "anomalías en el tejido cerebral", cuando no con "alteraciones genéticas". Y es que la informática ha venido en auxilio de todas las perezosas mentes que, por el hecho de transformar cualquier dato, incluso falso, en un número, se deleitan con las imágenes estadísticas, creyéndose, así, investigadores. Pero el timo es fácilmente detectable ya que ninguna observación psicológica puede trasladarse a datos numéricos.

La investigación en Psicología es un ejercicio falaz y la estadística aplicada a este campo es, sencillamente, un desatino. Porque, para la confección de estudios estadísticos hay que partir de unos datos objetivos, sólo así es posible comparar, sumar, y hacer porcentajes. Pero en lo concerniente a la vida de las personas es imposible sumar afectos y emociones para después compararlas, que es lo que insensatamente se viene haciendo, en la falsa creencia de que estas operaciones añaden algún tipo de conocimiento.

Estos sagaces "pensadores" se valen de las últimas conquistas de la ingeniería informática que colman la ambición de todo "investigador" psicológico: transformar las observaciones en datos, números y gráficos. Porque, además, se parte de una premisa falsa, cual es la asunción de que existen entidades diagnósticas claramente delimitadas, como la psicopatía, la neurosis obsesiva, etc. Pero como ¡ay! la persona es inclasificable, esta investigación no pasa de ser un entretenimiento de psicólogos frustrados.

Por lo demás, los congresos de Psiquiatría se programan en clara imitación de los congresos médicos y se rematan con el mismo estribillo, siempre referido a un fármaco de "última generación", del que se comenta que *"abre unas expectativas insospechadas"* en la erradicación de tal o cual dolencia. En este sentido, muchas de las figuras académicas que, tal vez, en el pasado hayan prestado alguna utilidad, deambulan extemporáneas por las cátedras universitarias dirigiendo las anacrónicas tesis doctorales.

Estrictamente considerados los hechos, sean de la índole que fueren, son irrepetibles en sus mismas condiciones, incluso los pertenecientes al mundo de las ciencias naturales, de la física y la química, en los que la disposición molecular y atómica no es la misma en la repetición de los sucesivos ensayos; menos aún, en lo concerniente a las conductas. Aquí, un segundo experimento podrá tener similitudes con el primero pero nunca podrá ser exactamente igual ya que entre ambos está incluida una experiencia que antes no había. Por ello, una investigación que no tenga en cuenta la imposibilidad de repetir un mismo ensayo no puede aspirar a ser considerada rigurosa. Ante una encrucijada, nunca sabremos lo que hubiera sucedido de haber sido libres para tomar otro rumbo. Por esta razón, pese a hablar con frecuencia de "error", en lo concerniente a los comportamientos, ignoramos su sentido. Porque en la resolución de un cálculo matemático sí que es posible admitir la existencia del error, ya que se puede repetir la misma operación una y mil veces en idénticas condiciones, pero nunca en lo concerniente a las experiencias de la vida, que tienen lugar dentro de un marco espacio temporal irrepetible. En consideración a esta circunstancia nunca es aconsejable aceptar las experiencias ajenas como guía de las propias. Cada quien está encadenado a su propia aventura.

Todo ello explica el hecho de que, dentro de los confines del gabinete del psiquiatra, ni la mentira ni el error tengan sentido, puesto que es imposible saber lo que hubiera tenido lugar caso de haber podido tomar otro camino y, aun en el supuesto de hallar una deducción verosímil, nunca podría ser demostrada, Las experiencias de la vida son irrepetibles y la elección del camino una quimera pues, en cada momento, la senda se impone por sí misma.

Curiosamente, hablamos con ligereza de error, como si estuviéramos en posesión de la fórmula inequívoca fuera de la cual todo es equivocado. Ello, de ser posible, implicaría dos circunstancias que no se dan: de un lado, la existencia de dicha fórmula y de otro, la de estar en posesión de la libertad para elegir.

Confieso sentirme desplazado, ajeno, un extraño en el mundo de mi especialidad, diferente de la mayor parte de los compañeros de profesión, sin apenas puntos en común con ellos. Y en este sentido, el presente ensayo debería estar destinado a cantar el abismo que me separa de los colegas, "dispensadores de píldoras"; mercachifles de una sociedad crédula y amodorrada, mejor que a la divulgación de la especialidad.

Por fortuna, mi posición en el ejercicio de la Psicología es de privilegio debido al conocimiento de dos personas extraordinarias: los doctores Carlos González y Jerónimo Molina quienes abrieron a mis ojos "Peña Retama", un milagro asistencial y humano. Imagínate presenciar, desde lo alto de una torre, cómo una multitud se afana en la búsqueda de un objeto que desde las alturas se distingue con toda nitidez pero que ellos, por la excesiva proximidad, pasan una y otra vez a su lado sin reparar en su presencia. Naturalmente que no me vanaglorio de esta circunstancia, por lo demás producto del mismo azar que gobierna nuestras vidas, por lo que difícilmente podría tenerme por superior, pero sí que la convivencia de aquellas irrepetibles fechas afianzó en mí el convencimiento de que era aquello cuanto buscaba y que allí me había conducido la fortuna encarnada en estos dos benefactores y su extraordinaria obra.

En toda disciplina, en cada uno de los profesionales que la ejercen y, tal vez, en los mismos usuarios, por muy prácticos que sean sus fines, como es el caso de la Psicología, hay un interés que trasciende a esta misma finalidad pragmática, de forma que el profesional no se satisface enteramente con que sus actividades logren frutos inmediatos, sino que siempre subyace el interés del cómo y a través de qué principios se obtienen, o se niegan, esas expectativas. Esta es la razón por la que en todos los estudios, de no importa la materia, se reserva uno o más capítulos que tratan de responder a estos interrogantes. Porque, la satisfacción personal no se sacia con el simple hecho de sanar o aliviar sino que aspira a tener clara conciencia del alcance, los límites, los fundamentos de la materia en cuestión y de las aspiraciones de quienes ejercen tal o cual actividad. Esto es lo que confiere al profesional seguridad y bienestar: el conocimiento en definitiva.

Ofrecer unos guantes a quien acude a la consulta por el padecimiento de una neurosis obsesiva, que se expresa por el interminable ritual de lavarse las manos, parece un sarcasmo, un absurdo para quien aspira a sanar la dolencia del otro. Situémonos en la Edad Media, y en el empeño de poner la armadura a un guerrero raquítico sin que se venga al suelo boca en bruces. Los más enérgicos preparadores repetirían la operación tantas veces fueran precisas hasta acostumbrar a nuestra víctima a soportar tan fatigosa protección. Otros, sin embargo, harían un paréntesis, reflexionarían y alimentarían convenientemente a este desgarbado peón, en la esperanza de que, incrementada su fortaleza, pudiera salir airoso del lance. Estos dos enfoques, o tácticas diferentes, se hallan presentes en multitud de disciplinas que tienen finalidades prácticas; de ellas se deduce que lo práctico no está reñido con el conocimiento. Estas dos posiciones tienen, en quienes las sustentan, importantes repercusiones en el plano de la realización personal, por la satisfacción que conlleva la actividad bien ordenada. Ya se sabe que en este negocio, como en cualquier otro de la vida, hay posiciones opuestas: esperar para fortalecer o precipitarse a la acción sin reflexión alguna.

4. PSICOLOGÍA Y VIDA

Aun a sabiendas de que no hallará respuesta, la persona se preguntará, una y otra vez, por el sentido de la vida. La Psicología, que persigue una explicación de la forma de estar la persona en la vida, parecería más obligada en hallar una contestación, pero en esta búsqueda surge el primer e insalvable obstáculo. ¿Qué es la vida?, ¿en qué consiste ese fluir a lo largo de los días, tan lleno de anhelos esperanzas, pasiones, amores y sobresaltos? y ¿cuál su finalidad? Nada sabemos. Y, sin embargo, nadie se resigna a no tener una noción acerca de la existencia. Para unos, será la oportunidad de evolucionar, para otros la prueba previa a alcanzar el paraíso, ¡quién sabe! Puede que la vida no sea otra cosa que el despertar todos los días, sin más: como la sucesión de los movimientos de inspiración y expiración o un correr tras el amor o el deber. En todo caso, una tempestuosa llegada para una permanente despedida.

Lo más común es equiparar la vida a un trayecto, a un viaje entre un punto inicial de partida y un punto final de llegada, algo así como una excursión, aunque organizada por un arbitrario guía, por lo que el rasgo característico de este viaje es la incertidumbre, con lo que más se asemeja a una aventura llena de incertidumbre por los acontecimientos que pueden acaecer a lo largo del recorrido. Es la incertidumbre a la aventura lo que el latido cardiaco a la vida. Empero, a diferencia de la aventura que emprende el explorador en busca de la gloria a través de ignotos parajes, aquí el viaje es forzado. En cuanto al valor de la existencia hay opiniones dispares: para unos, una sugestiva experiencia, otros, sin embargo, serán de la opinión de que *pocos viajes justifican cargar con una maleta.* De modo que precisar en qué consiste la vida es tarea excesivamente ambiciosa para el modesto propósito de estas páginas.

El celebrado corrido mexicano, "Camino de Guanajuato", arranca con la taciturna estrofa que reza:" *No vale nada la vida, la vida no vale nada, comienza siempre llorando y así llorando se acaba*". Pero, aparte del sentimiento que se tenga de ella, cada cual hablará de la vida conforme le haya ido en ella, como en la feria.

La imposibilidad de definir la vida, ni siquiera saber de su sentido, ni de la finalidad que persiguen la sucesión de los días de las personas en la tierra, hará que nos contentemos con el comentario de sus fases, universalmente compartidas, caso de que no haya una temprana detención. Bástenos convenir que la Psicología se ocupa del estudio de la particular trayectoria del ser a lo largo de las jornadas de su vida, de su actitud en ella, de su particular manera de reaccionar a los eventos temporales, así como de la forma de su interacción con los demás, ya que reducir el ámbito de su competencia al estudio de la conducción de los impulsos nerviosos o a unas hipotéticas condiciones genéticas que determinen su postura, sería una pobre simplificación de la rica variedad de matices de ese estar la persona en el mundo con otros.

Empero, sí que es posible destacar algunas características de la existencia compartidas por todos, así como, también, comentar las etapas de su deambular por las jornadas del viaje. Entre las primeras, aparte de la indefensión, la insatisfacción ocupa un lugar preeminente: el ser se siente constreñido en la sujeción a su papel, de ahí que trate de librarse de esa atadura, bien sea mediante la evasión que proporciona la imaginación, el consumo de sustancias euforizantes y otras formas de liberación, como las que ofrecen las artes. Entre las segundas, se encuentran las artificiales divisiones de los diferentes momentos de la evolución del ser: nacimiento, niñez, adolescencia, juventud, madurez, senectud y muerte. Todas ellas merecen algún comentario desde la perspectiva psicológica.

Nuestro conocimiento se fundamenta en la sucesión de los fenómenos observados, de tal forma que debido a ellos venimos a razonar que a cada efecto le precede una causa y ésta, a su vez, está determinada por otra precursora, y así hasta remontarnos a unos orígenes remotos que permanecen en el misterio. Este encadenamiento de causas y efectos da a la existencia su carácter procesal y es así cómo nos explicamos la trayectoria de la persona a lo largo de su existencia; un recorrido enmarcado en unas condiciones tanto más determinantes cuanto más próximas se hallan a los inicios de la vida y más accesorias cuanto más cercanas están del término del viaje. Esto, que parece ser obvio, se tiende a desconocer, tanto en los tratados de la propia Psiquiatría como en los ensayos de Historia, en nuestra incontrolable impaciencia por hallar un punto a partir del cual poder establecer el comienzo de todo.

Atribuir a las circunstancias un papel tan decisivo en la vida de las personas, puede dar la impresión de que el protagonismo de estas, si alguno, quedara un tanto desairado, al punto de que nada procedente de la propia persona ejercería un influjo determinante, ni en su historia individual ni en la colectiva. ¿Se debería, entonces, sustituir la sentencia de Ortega y Gasset: *"yo soy yo y mis circunstancias"* por la de yo soy únicamente mis circunstancias? Esta forma de razonar, que no repugnaría al entendimiento si fuera aplicada al estudio de los fenómenos físicos, parece insultante cuando se emplea en el estudio de los hechos psicológicos, como ya lo advirtiera Freud con su alumbramiento del inconsciente. Las entrañas del ser parecen chirriar ante la posibilidad de perder un protagonismo que, si bien se piensa, más pertenece al dominio de la fe que dé la razón. Con este planteamiento la vanidad del ser sufre un golpe mortal. Porque, consideradas así las cosas, el ser estaría mediatizado por una certeza insoportable que reduciría a escombros los pilares que vienen sosteniendo todas las civilizaciones. Adiós al ampuloso pronunciamiento *"Alea jacta est"*, atribuido a Julio César, a quien la amenaza de sus enemigos, tanto como una decisión propia, determinaron cruzar el Rubicón. Adiós, también, a las alabanzas, honores, elogios, méritos y monumentos.

¿Debería ser tolerable tanto expolio? Sin embargo, el análisis psicológico requiere prescindir de todo aquello que no sea deducible, de lo contrario tampoco podría ser estudiada toda conducta socialmente inaceptable.

Por todo ello mejor será que en nuestro estudio nos separemos de toda trascendencia con la que estamos acostumbrados a realzar a la persona y nos ciñamos exclusivamente a los rasgos de las etapas por todos compartidas.

Probablemente la persona no esté desprovista de toda facultad y, por el contrario, haya una que, aun no perteneciéndole esencialmente, sí que le acompaña a lo largo de su andadura, me refiero a su disposición indestructible al enamoramiento. Esta inclinación, que forma parte del equipamiento instintivo con el que el ser accede a la vida, al igual que los movimientos reflejos de defensa, puede ser observada en todas las personas, incluso en aquellas que abrazan vocaciones religiosas y renuncian a los intereses mundanos, y en todas y cada una de las etapas de su desarrollo.

La representación de la vida se abre en el trance del nacimiento. Es el momento en el que el nuevo ser accede de las tinieblas a la luz, del confort a la intemperie, del paraíso al desahucio, de la plétora a la penuria. No es de extrañar, entonces, que la criatura asome al mundo, a falta de la capacidad de verbalización, en medio de sollozos y erráticas muecas que interpretamos como gestos de extrañeza y disgusto.

Es entonces cuando nuestros ojos se abren a la vida; una traumática experiencia en la que el niño se ve empujado a través de un angustioso canal hasta emerger, entre gimoteos, a una realidad nueva. Un viaje forzado sin previa solicitud ni permiso, porque nadie, que se sepa, fue consultado antes de nacer. El nacimiento es un suceso involuntario y el inicio de una incierta travesía a través de un asfixiante túnel, por lo que en el hecho del nacimiento se podría pensar que la persona tiene la primera experiencia de lo que conocemos por angustia -del latín, angostura, estrechez-. No es, por tanto, extraño que, ante tanto quebranto, se haya querido apaciguar la inquietud del niño con cánticos tan conmovedores como las universales canciones de cuna, entre las que me parece llena de ternura la compuesta por nuestro genio Manuel de Falla.

El llanto que acompaña al infante en su aparición, podría muy bien deberse al hecho de haber sido expulsado del edén. Es un llanto desconsolado para el que, en Huesca, se emplea una bella palabra: allá se dice que el niño *grama*. Entre paréntesis, pese al quebranto que supone el lloro del niño, hay colegas pediatras que aconsejan resistir su llanto desgarrador y separarlo tempranamente del dormitorio conyugal para que se acostumbre, en un precipitado y desalmado proceso de crecimiento.

Con el nacimiento la naturaleza completa su victoria. Mas, como en toda batalla, ha de haber un adversario derrotado y en este caso dos son los vencidos: de un lado, la madre que con este acto despide su juventud y de otro, el nuevo ser que se ve involuntariamente introducido en un medio de ingobernable desconcierto.

Como todos los sucesos, el nacimiento tiene repercusiones que afectan a los dos planos de la existencia: al plano individual y al de la especie; a la esfera personal y a la social. Consecuentemente, lo que a uno pudiera interesar, puede repugnar al otro.

Nos encontramos, así, con dos mundos superpuestos: el mundo de los hechos tal como se imponen y el mundo de cómo se quisiera que fueran; dos intereses paralelos gravitando siempre sobre la vida de las personas y constituyendo, con su enfrentamiento, la esencia de lo que, en su día, di en titular "La Enfermedad De La Vida".

En el mismo acto del nacimiento se esbozan todas las respuestas a los interrogantes acerca de las futuras particularidades personales que constituirán, además, el objeto de la Psicología.

El niño que tenga la fortuna de crecer libremente al amparo de la mirada plácida y embelesada de la madre, experimentará un especial placer por andar desnudo, como una orgullosa exhibición ante su enamorada y como preludio de una seguridad que le acompañará a todo lo largo de la vida. Esta autorización marcará su devenir y a quienes la suerte haya distinguido, caminarán siempre en posesión de un inagotable tesoro. Posteriormente, los obligados vestidos, físicos y psicológicos, harán irrepetibles estos inefables momentos.

Si el recién nacido tuviera capacidad de construir un razonamiento a buen seguro que, una vez pasado el mal trago del parto, se diría: "ya que estoy aquí, veamos de qué se trata esto". Así que la obligada curiosidad preside el periodo de la niñez. La exploración es la labor de los primeros tiempos del infante, una indagación que se inicia con los labios, puerta de entrada al tracto digestivo y que, dependiendo de la paz que presida este momento, dejará huellas duraderas en su funcionamiento. Aunque, más que el conocimiento del mundo exterior, el infante está atento a la respuesta que despiertan en la madre sus torpes movimientos. Así, tornará continuamente la mirada hacia ella en busca de su aprobación.

Pero habrá que volver sobre las mencionadas características del nacimiento cuando se comente la carencia de significación que, para la Psicología, tiene el término libertad.

Más tarde, si la suerte no es muy adversa, esta desazón se apaciguará siempre que el pecho de la madre se acerca a su boquita suplicante: primer reencuentro con el sucedáneo del paraíso perdido.

Y aquí dejamos a la criatura en los inicios de un afán que jamás se verá interrumpido; la infatigable persecución de un imposible retorno, que adquirirá apariencias diversas en sucesivas etapas y que, como sucede con el oleaje del mar, será exponente del vaivén de la pugna entre la vida individual y la de especie.

Este escueto repaso de la fase de nacimiento quedaría incompleto sin la mención a las personas al cargo del nuevo ser, a los padres, y a su particular forma de estar en el mundo. El niño se ve precipitado a un mundo de expectativas para pronto comenzar el calvario de la educación, con el destete y el control de los esfínteres, hasta su inicio en los juegos en los que la limpieza de las ropas podrá ser otro punto de aplicación de las restricciones.

Y antes de lo deseado, comenzará el calvario de la escolarización, escenario idóneo para la batalla entre el deseo y el deber. Pronto, sobre las indefensas espaldas de los escolares se pegarán siniestras etiquetas, como el Autismo, el síndrome de Asperger y el Fracaso Escolar, en una delirante competición para saber quién es el mejor domador. Desasnar era el término empleado para describir la tarea que se presentaba al profesorado ante la nueva remesa de alumnos.

El calamitoso estado de la enseñanza es consecuencia, entre otros factores, de la confusión existente entre los límites pertenecientes a la enseñanza y a la educación. A la primera compete la transmisión de conocimientos, delimitados y objetivos y generalmente sujetos a los cambios políticos; a la educación, disciplina mucho más ambiciosa que la primera, todo el bagaje que la persona recibe por el hecho de ser una criatura social y que tiene en el marco familiar el aula inicial y determinante. En la enseñanza es capital el esfuerzo repetitivo de datos que el alumno va almacenando en su memoria. Enseñar comporta una actitud activa y constante, en consonancia con las capacidades del alumnado y durante todo el tiempo que dura la clase.

Esto, que parece obvio, en la práctica es desoído. Solamente así se entiende que desde la infancia el niño se vea transportando una alforja llena de libros en un constante ir y venir, sin ton ni son, en medio de un absurdo horario escolar -frecuentemente más extenso que el horario laboral-, que mantiene confinados en el pupitre a unas criaturas irresistiblemente atraídas por el juego y la actividad física.

Extemporáneo resulta, igualmente, el retraso en la incorporación de los medios electrónicos que, además, aligeraría las pesadas mochilas que maltratan sus columnas vertebrales. Es extraordinaria la habilidad docente para transformar lo grato en enojoso. Y, para colmo, los planes de estudios, que podrían haber conservado de manera definitiva la numeración de los diferentes cursos en primero, segundo, etc., vienen sufriendo tantos cambios como personas ocupan los ministerios de educación. Así tenemos la EGB, la ESO, etc.

Es difícilmente entendible la extraordinaria y ruidosa controversia en torno al tema de la enseñanza, solamente explicable viendo en ella un medio propicio para el medro de intereses editoriales, el adoctrinamiento político y la pasividad de los docentes, que pasan las horas en una interminable especulación. Todos estos factores pueden convertir la sencillez de la enseñanza en una empresa imposible. Nuevos planes se suceden, año tras año, en dependencia con los gobiernos de turno.

Si se reparara en el hecho de que finalmente lo que queda del bachiller son cuatro datos, reconoceríamos que la enseñanza puede ser una empresa fácilmente asequible. Por el contrario, presentarla llena de complejidad tiene la finalidad de justificar el repetido fracaso de los innumerables planes de estudio. Y, en fin, a la postre se decretará que es el alumno el culpable del lamentable estado de cosas.

Enfocando el tema con desapasionamiento, convendremos que la sujeción a la disciplina escolar es una mortificación para cualquier niño. Quien crea lo contrario no tiene más que esperar el paso del tiempo porque, en tanto que al niño le queden fuerzas, hará lo imposible por complacer los deseos de los padres, pero ello no quiere decir, en modo alguno, que haya uno solo que desee estudiar, por lo que, contando con este factor y teniendo en cuenta que el periodo escolar forma parte de las muchas dificultades que presenta la vida, convendría establecer que la parte sustancial de esta dificultad ha de correr de cuenta de los profesores. Ellos son quienes deben captar la situación particular de cada alumno y, de acuerdo con ella, desarrollar la actividad docente. ¿Aprende el niño a hablar yendo a alguna clase? No, la repetición incesante de las palabras salidas de la boca de la madre va haciendo la labor. Por tanto, la esforzada actividad de repetición, junto al propósito de no dejar rezagado a ningún alumno, debería constituir el alma de la docencia.

Pero, ajenos a ese empeño, los profesores deambulan por los institutos, despilfarrando el tiempo en estériles reuniones, cuando no en tutorías o en citaciones a los padres que, aparte de complacer la vanidad del personal docente, alteran la convivencia familiar y añaden nuevos motivos de preocupación, en un protagonismo, en fin, que nada tiene que ver con el afán primero de la enseñanza que, en sí misma, no consiste en otra cosa que en la repetición infatigable. La enseñanza es una cuestión de repetición como toda adquisición de conocimientos. Ciertamente que en este empeño se requiere una cierta disciplina pero la disciplina debe empezar por el enseñante, nunca por el alumno. A mí juicio las actitudes del personal docente, su tendencia a la especulación, su inclinación a imponer ideas propias, su pasividad, en fin, explican sobradamente los males que aquejan a la enseñanza. Allá donde el ejemplo no llegue, las palabras son como el agua vertida en una esterilla.

Y por si todos estos desatinos no bastaran, las tareas para casa, esa taimada forma de eludir el trabajoso deber, perturbando la convivencia familiar, completan el desbarajuste de la enseñanza. La insistente repetición es el utensilio de la enseñanza, indispensable para todas las adquisiciones llamadas a dejar un sustrato en la memoria. Es mediante la solícita repetición de la madre como el niño adquiere la capacidad del lenguaje. Las tareas para casa son maniobras maquiavélicas tendentes al dominio de la familia por parte del docente y al anidamiento de amargas desavenencias.

Otro factor que se interpone en el proceso de la enseñanza es el excesivo protagonismo del docente quien cree que la sola repetición de datos disminuye sus merecimientos, en la idea de que la sola sujeción al papel encomendado le confina al anonimato. Pero la realidad es cual es y no otra. Todos "adquirimos" un compromiso con la sociedad al aceptar un rol y este tiene que marcar unos límites a la habitual tendencia al envanecimiento que, en el campo de la enseñanza, está particularmente desorbitado.

Ocurre algo similar a lo que acontece al historiador que, sintiéndose irrelevante con la mera acumulación de datos, se aúpa al púlpito de la interpretación. Por lo demás, el docente debería de encontrar una íntima satisfacción en el hecho de ser artífice de la trasmisión de los conocimientos propuestos por los planes de enseñanza. Y si alguna frustración quedara libre, debería enjugarla en las afueras de su actividad profesional. Solamente así se dejarían de perder horas y esfuerzos en inútiles reuniones y pesquisas en torno al inescrutable sexo de los ángeles.

Nunca viene el piloto del avión a preguntar a los pasajeros cómo hacer la maniobra del aterrizaje, lo cual es cosa natural. ¿Por qué, entonces, no nos sorprende ser requeridos en ayuda de los profesores para el desempeño de su función? Pues este es el recado que reciben las familias de quienes tienen por profesión la enseñanza de nuestros hijos. Para ese viaje pocas alforjas son necesarias. Aún más, la familia, como indefensos subordinados, es solicitada a participar en reuniones sin respeto alguno a sus propias necesidades. Es otra ladina forma de tiranía que, como todas, se prevale del temor.

Con ser grave todo esto, aún lo es más la insolencia de muchos educadores que, saltándose los límites de su representación, irrumpen descaradamente en el terreno de una malentendida Psicología para valorar los comportamientos. El daño que así recibe la familia es tremendo. El mal llamado Fracaso Escolar no es otro que el fracaso docente. Porque, si lo pensamos bien, el fracaso no existe en la vida de las personas. Habrá un desajuste con las expectativas, un mayor o menor acierto en el cálculo de las fuerzas para la consecución de unas previsiones, pero nunca un fracaso. Tentémonos la ropa antes de hablar de fracaso, porque al tiempo que lo hacemos estamos insultando al niño y eso es, en sí mismo, una tremenda iniquidad.

Se podría hacer la prueba de seleccionar a los alumnos más "descollantes" de diferentes centros escolares y hacer con ellos un nuevo grupo. Al poco, nos encontraríamos con el mismo resultado: alguien ocuparía el primer puesto de la clase y algún otro el último. Desgraciadamente algo parecido se ha puesto en práctica con los grupos llamados de "superdotados", con resultados catastróficos, supongo. De bochorno es considerar que en un reciente pasado se crearan centros para estos niños y de mayor vergüenza, aún, que ninguna voz se alzara ante tamaña aberración.

Y es que todo grupo humano es susceptible de ser clasificado, de primero al último, según estos errados supuestos. Pero, ¿significa ello que hayamos de desechar de la sociedad a quienes ocuparan los últimos lugares? Además, la vida es una vasta parcela de intereses y el éxito académico ocupa solamente un lugar entre otros muchos.

Tanto conviene el castigo a la educación como la desnudez al frio invernal. El proceso del aprendizaje sigue los mismos pasos que el resto de actividades en las que haya una dificultad inicial que superar pero que, una vez vencida con amabilidad, se convierte en motor que arrastra hasta completar la adquisición de la materia a incorporar. Algo similar a lo que acontece en la lectura de novelas que sus primeras páginas carecieran de atractivo alguno pero que, a medida que avanza el desarrollo de la trama, la curiosidad subyuga al lector hasta la finalización de la lectura.

De vez en cuando la Psicología se sale de quicio y colabora con la enseñanza para fines perversos, tal es el caso del llamado Síndrome de Asperger, cuadro caracterizado por la curiosa simpatía que el alumno experimenta hacia una determinada asignatura en detrimento del resto a las que abandona irremisiblemente. Pues bien, la Psicología ha hallado en este comportamiento un nuevo descubrimiento al que poner un título: el Síndrome de Asperger. Me pregunto: pero, ¿es que todos hemos sentido el mismo atractivo hacia todas las asignaturas del curso escolar o, por el contrario, hemos manifestado abierta antipatía por alguna de ellas? Indudablemente esta conducta no puede entenderse con esta ingenuidad sino como la expresión de un acontecer de mayor complejidad.

Hay autores, como Ricardo Moreno que, a mi juicio muy acertadamente, atribuye a la proliferación de nuevas especialidades, como la pedagogía, el germen del mal que padece la enseñanza. Sarcásticamente habla de esta profesión como del absurdo que supone el aprendizaje para "enseñar a enseñar". Claro que lo mismo se podría comentar del "politólogo", del "ambientólogo" y de otras modernas "especialidades" que con tanta generosidad prodiga la ciencia de nuestros días.

La, llamémosla, presión social hace que los padres se vean con el deber de empujar a sus hijos hacia la obtención de brillantes calificaciones como garantía de su futuro éxito, -y tranquilidad propia-, cuando no por satisfacción de su propia vanidad. Pero, siendo que los intereses de la vida son amplios, entenderemos que, en el mejor de los casos, este éxito sería siempre parcial y generalmente efímero. En todo caso, nada tendría que ver con los propósitos de la Psicología que se ocupa del desarrollo armónico de todas facultades del individuo a fin de lograr su máximo nivel de bienestar. A propósito de esta observación viene a cuento la sabia sentencia gitana que reza: "no quiero ver a mis hijos con buenos principios". En los niños, como en los cereales, la anticipación del calor estival arruina la cosecha. La vida nos muestra frecuentes ejemplos de inicios fulgurantes pero que, llegada la adolescencia, experimentan una detención dramática, un agostamiento del deseo de vivir.

¿Es oportuna la creación de una "ciencia" para poder entender lo que de manera directa y universal está al alcance de la general observación?, ¿tiene sentido que algún estamento se erija en "especialista" de asuntos de todos conocidos? La Psicología no ha tenido necesidad de crear tecnicismos para dejarse entender y cuando lo ha hecho, como en el caso de la acuñación del malsonante nombre de *"resiliencia"* -término propuesto para referirse a la capacidad personal para superar una circunstancia especialmente aguda-, no ha conseguido sino embrollar las cosas. Por eso, mejor que el Señor nos asista cuando nos tropezamos con esos sabios de nueva hornada que osan asegurar que los niños serán violentos si no se les ha enseñado a aceptar un no y que en los casos de agresión de hijos a padres la explicación sea la de una blandengue educación. Y todo ello es debido a que se tiene por educación la aplicación de un conjunto de utensilios de observación y corrección para el logro de una meta prefijada. Pero el conjunto de saludables actuaciones no se aprende en manual alguno sino que fluyen espontáneamente a la lumbre de la aceptación y el cariño.

Dejamos la etapa escolar y continuamos con la que, inadvertidamente, se viene desgajando de ella: la adolescencia, con la espectacular modificación corporal y la aparición de nuevos e irresistibles impulsos. Es en este momento cuando se abre paso, descaradamente el fenómeno del enamoramiento en torno al cual van a girar los intereses de todos los jóvenes. Al cabo de unos imperceptibles escarceos mentales, la persistente y difusa fantasía cristaliza en la aparición del "primer amor", que sorprende al joven subyugando su pensamiento en torno a ensoñaciones en las que una figura ocupa el centro de su ensimismamiento.

Y sucede algo parecido a lo que en el rodaje de ciertas películas en las que el director retira la luz del plano general para concentrarla en una escena parcial que, así, queda resaltada y aislada del resto. Este mismo aislamiento es el que encapsula a los enamorados que, como los lironcillos, hibernan apacentando los sueños, abstraídos del resto de los intereses del mundo circundante.

Este prodigio, que solemos situar en la adolescencia, acompaña a la persona a lo largo de su existencia, desde el nacimiento hasta la muerte, aunque bajo apariencias y manifestaciones diversas.

Es un momento lleno de magia, porque el objeto destinatario de tanto arrobo no existe, sino que es la mera prolongación de las incontenibles esperanzas del soñador. No hay otra ocasión en la vida en la que la voluntad de la persona consiga salir tan triunfante ni que tan coincidentes sean deseo y logro, aunque en la mayoría de las ocasiones no se llegue a un conocimiento real de la persona amada, lo que anticipa la consideración de que amor y conocimiento no tienen necesariamente que caminar de la mano, porque ya en la mente de los enamorados están de antemano configuradas todas las características del nebuloso objeto de su amor.

Es después del trato con el objeto del amor cuando sobrevienen los conflictos, al tiempo que los enamorados ven desvanecer la quimera que supone el sueño de la fusión de ambos en una sola persona. Descorrido el velo, la rutina de la vida provoca el inevitable encuentro con lo que solemos llamar realidad, lo que, a su vez, explica que el desaire sea el frecuente colofón al primer amor.

Al finalizar la andadura, los más afortunados serán los que puedan exclamar, siquiera para sus adentros: "amigo mío, de la mano hemos hecho frente a los vendavales y asechanzas del camino y, así, se ha hecho más llevadero. Y por eso te quiero".

Las posteriores relaciones carecerán del esplendor de la primera pero obrarán sobre nuestros quijotescos soñadores de la misma forma que lo hace la bacteria en los sucesivos pases a través de los cobayas: despojándolos de buena parte de su virulencia y ajustándolos mejor a las necesidades. Es el triunfo de la naturaleza sobre el individuo al que ha permitido juguetear durante un breve plazo de tiempo hasta reclamarlo al redil, para atender a los afanes de la conservación de la especie. Sin embargo, en la penumbra, a hurtadillas como un duende, permanecerá por siempre el hechizo de aquel amanecer al primer amor.

Parece un juego, y ciertamente puede que lo sea, el paréntesis de una ilusión a través de la que el individuo pueda satisfacer la vanidad de creerse protagonista, siendo que ciertamente solo es una pieza del gigantesco rompecabezas de la vida. Puede que se trate de una trampa porque el primer amor no es el que el enamorado atribuye por tal sino la actualización de otro que tuvo lugar mucho antes de la adolescencia; es el retoñar de aquél que permanece adormilado en los confines del corazón y que bien pudiera ser un remedo del amor por la primera persona que aparece a la vista del nuevo ser: la madre.

Aunque el proceso de individuación comienza con la propia vida, es en esta etapa cuando las poderosas fuerzas centrífugas se manifiestan con mayor vigor. Parece como si la naturaleza repitiera las palabras del evangelio: "Dejarás tu casa y me seguirás". En este tramo, también se manifiestan los naturales rasgos de rebeldía, indispensables en todo movimiento hacia la individuación y que, en situaciones en las que esta actividad se ve seriamente obstaculizada, se manifiestan con actos de gran violencia que, a su vez, constituyen habituales indicaciones para peritaciones psiquiátricas.

Cuando tiene lugar uno de estos sobrecogedores sucesos, como en los parricidios, se produce un desconcierto social ante la falta de explicación de hechos que aparentemente contradicen a la propia naturaleza. En ese desconcierto el juez llama en su auxilio al psiquiatra quien, a su vez, se ve obligado a saltar las lindes de su competencia para, encubiertamente, ayudar al dictamen acerca de la culpabilidad o inocencia del autor.

Básicamente, la adolescencia es una impaciente espera de la llegada de la edad adulta, que promete independencia y felicidad. En este punto, el destino de la persona es similar al del burro que camina tras una inalcanzable zanahoria y que no bien cree estar a punto de conseguir un propósito ya se le propone otro. En todo caso, la magia del enamoramiento, el señuelo que ocupará el resto de la vida, rebrota con inusitado ímpetu en esta etapa. Así, el recién llegado galancillo se tornará en el intrépido príncipe azul y la incipiente damisela esperará el beso que la despierte de su dilatado ensueño. En la persecución de este anhelo, cristalizado en la consecución de una pareja con la que pasar la vida, se abandonará el hogar, en la convicción de que hay un alma gemela esperando el beso liberador.

Por lo demás, el enamoramiento, como ya se dijo, está universalmente presente en todas las criaturas sin consideración a la condición social, ni a la edad, ni al papel a representar. Puede que su manifestación, por efecto de fuerzas represoras, no sea ostensible, como es el caso de las profesiones religiosas, en las que el objeto del amor está desplazado hacia alguna figura del santoral. Se discute si esta maniobra, que es inconsciente y que en Psicología recibe el nombre de sublimación, logra la finalidad perseguida; discusión vana por cuanto los logros de la vida son volátiles y todos quedan cumplidos con el simple hecho de acompañarnos en los días de la vida. Los frecuentes abusos en los internados hablan de que la sublimación no enjuga el ímpetu del instinto. El insuperable esplendor literario de la mística española, por el contrario, muestra que las pulsiones instintivas encontraron un más adecuado acomodo. En cualquier caso, cuando el mecanismo de la sublimación entra en liza, queda desairado el empeño de la naturaleza, verdadera finalidad del enamoramiento. Pero. ¡Quedan así tantos anhelos...!

En su ensayo "El Amor, las Mujeres y la Muerte", Schopenhauer expresa la idea de que el enamoramiento es el disfraz bajo el que se esconde la voluntad de la naturaleza por su permanencia y, así, describe a la pareja de tórtolos como si de malhechores se tratara, conspirando en favor de los planes de la procreación. Partiendo de esta tesis, el autor aboga por la anulación de la *"voluntad de vivir"*, origen del sufrimiento humano, aunque, como ya veremos más adelante, la capacidad del ser para optar es un mero espejismo.

Aparte de que el enamoramiento sirva de camuflaje a los propósitos de la naturaleza, podría, en un plano más profundo, ser vehículo para algo aún más sublime, más triste, o más lirico, si se quiere: para las imperecederas ansias de retornar al seno de la madre. La frecuencia con la que los enamorados expresan el disgusto porque la pareja haya tenido previamente otro amor, la necesidad de ser único, aparte de su innegable utilidad cara al cuidado de la prole, es otro argumento en favor del retorno. Famosos personajes de cuentos, como Peter Pan, testimonian la probable existencia del anhelo de la vuelta al ayer y el disgusto por ser arrastrado por el torbellino de la vida.

El primer amor puede permanecer o experimentar cambios en relación al objeto pero, sea cual fuere su andadura, tendrá como finalidad la formación de la pareja.

Si delicada es la labor de la madre con los hijos cual es hacer como el riachuelo que generosamente se vierte en otro afluente, imposible es hacer de dos personas una, como es pretensión inicial de los enamorados. Es por esta razón por la que a poco de superada la fiebre inicial, comienzan las inevitables manifestaciones de desencanto. Puede que a esta decepción se refiera la queja contenida en los versos de Machado *"Amé cuanto ellas puedan tener de hospitalario"*, aplicable, por igual, a ambos componentes de la pareja.

Nuevamente aquí podemos observar el verdadero papel de la persona, que no es otro que el de la subordinación a los superiores propósitos de la especie. El mismo escarceo amoroso, que se inicia con las consabidas protestas de si me quieres o no me quieres, contiene la semilla de la desilusión.

El incontenible empuje de la naturaleza hace que el repetido vocablo "querer" haya pasado de contrabando en la benévola aduana de las mercancías amorosas, sin reparar en su sentido psicológico preciso, que Freud ha despejado. Diferencia este autor dos tipos de relación: una, narcisista, en la que la persona no puede separar las necesidades propias de la fuente de la que espera la satisfacción y otra, llamada también objetal, que tiene en cuenta la existencia del otro, como objeto separado, con sus propias necesidades y expectativas. Ejemplo típico de la primera lo constituye el bebé quien aún no puede distinguir entre él y el pecho materno. Por el contrario querer, en el sentido evolucionado del término, implica la facultad de sentir algún tipo de afecto hacia alguien, con la clara conciencia de que es distinto y hacia quien no debe haber propósito alguno de dominio ni modificación.

Es por ello que la pareja, o camina hacia el establecimiento de unos lazos de amistad como dos leales socios en la empresa del cuidado de los hijos o irá derecha hacia su disolución, porque su curso, de no decantarse hacia la amistad, se verá emponzoñado por disputas, reproches y odios.

Una vez que el enamoramiento ha cumplido su misión, el torbellino de la cotidianidad arrastrará a los personajes. A regañadientes, atienden al pago de la hipoteca, al recibo de la luz y otras trivialidades, hasta que el milagro del nacimiento de los hijos, los ajusta al papel asignado.

Estando en estas, llega la madurez, que coincide con la etapa laboral y aquí el tiempo se desliza insensiblemente, como en un suspiro, hasta la jubilación. La atención por ocupar un puesto que satisfaga, a la vez, las necesidades familiares y la parte de vanidad sobrante, acapararán todo el interés. Pasado y porvenir se equidistan en esta etapa. Los días se suceden veloces y escurridizos en la creencia de estar inmersos en una trascendental tarea, cuando la realidad es que todo está ya hecho. Los grandes sueños y los grandes temores también van perdiendo la impetuosidad de los días pasados.

La madurez, desafortunada expresión, más adecuada para calificar a la fruta, despide a la juventud y se adentra en la edad de los recambios (gafas, piezas dentarias, etc.) en la que nos despedimos de partes que fueron nuestros compañeros. Y, ante tanto decir adiós, parece juicioso pensar que la persona debería estar avezada en estos menesteres, pero no es así, tal vez porque la idea del final sobrepasa los límites del entendimiento.

Para la Psicología, el desarrollo de la persona está completado en esta etapa y pocas manifestaciones, incluidas las formas de reaccionar a los cuadros traumáticos, podrán ser entendidas sin tener en cuenta los acontecimientos del pasado, porque debido a la naturaleza procesal de la vida nadie se vuelve diferente a como era, a partir de un suceso por muy impactante que fuera. Se comenta erróneamente que Sissi Emperatriz padeció un severo cuadro de anorexia-bulimia debido a la rigidez del protocolo. Según esta ingenua conjetura, aquella corte debería estar llena de alteraciones de la alimentación.

De las mismas herramientas que emplea el arqueólogo para acceder a épocas perdidas en el tiempo, se vale el psicólogo para llegar allá donde la memoria no alcanza a recordar. Me refiero a la deducción apoyada en los testimonios indirectos. En todo asilo se puede contemplar a diario el mismo conmovedor espectáculo de unos viejecitos que habrán olvidado si tomaron alimentos ese mismo día, si siquiera alguna vez se casaron y tuvieron hijos, si es primavera o verano, si es de día o de noche, pero que, indefectiblemente, preguntarán, expectantes, si ha vuelto ya la mamá de la compra; la madre, ese personaje perenne, aparcado en el rincón de los anhelos por los requerimientos de la existencia, aunque nunca jamás olvidado. Bien pudiera ser que el sentido de la afortunada expresión taurina de "querencia", pudiera servir para entender la manera en la que el anciano buscara amparo en las tempranas escenas de su vida. De la misma forma, en las postrimerías de la existencia, la persona entorna los ojos buscando la mirada de la madre. Cuentan que Hitler, el personaje que atemorizó al mundo, fue encontrado muerto con la fotografía de la madre en sus manos. Ignoro lo que haya de cierto pero es más que verosímil porque este excelso personaje, primera, y tal vez única, oportunidad de contar con un aliado incondicional, tendrá una resonancia perenne.

Si no todos, muchos de los cuadros objeto de atención psiquiátrica, como, la anorexia, la bulimia y la drogodependencia, hacen inmediata apelación a estas ansias de retorno a la madre. Se nace de la madre, se camina buscando a alguien que nos parezca un buen sustituto hasta, finalmente, volver a ella en los brazos de la muerte. El anhelo por el retorno, es omnipresente.

Es por esta consideración que, si le fuera dado al ser alguna capacidad de obtener enseñanza de la experiencia, la asimilación de la separación constituiría el supremo aprendizaje de la carrera de la vida.

El hecho es que un día llegará el momento del adiós y atrás habrán quedado afanes y sueños. En esa inclinación que tenemos los humanos de simplificar en una cualidad la complejidad de un conjunto, he tenido para mí que la vida es una perpetua despedida, pues ya desde la cuna estamos entonando el adiós; la niñez se despide de los brazos de la madre, la juventud de la infancia y así sucesivamente, movidos por el afán de alcanzar una meta que, luego, se desvela inexistente, un espejismo. Se debería estar avezado a las despedidas; sí, pero lo cierto es que son eventos a los que nadie se acostumbra.

Este comentario, que puede parecer un tanto sombrío, es compatible con el hecho de que en la vida también se pueda experimentar momentos de dicha, principalmente debido a la contemplación de las artes y la belleza de la naturaleza, que siempre nos impresiona por su grandiosidad, en llamativo contraste con nuestra pequeñez.

No es pretensión presentar un semblante sombrío de la existencia. Optimismo y pesimismo son dos palabras psicológicamente vacías de contenido, que solamente adquieren sentido en relación con las expectativas y los deseos, tentaciones a las que nadie puede escapar. Porque, si verdaderamente fuéramos libres, carecería de significado el sufrimiento espiritual que podemos observar en las obsesiones, delirios y alucinaciones. Tampoco los sufrimientos debidos a las separaciones y desengaños, por cuanto podríamos incluir estos acontecimientos entre los hechos naturales de la existencia, ajenos a nuestro arbitrio.

Conforme caen las hojas del calendario, de manera sibilina también, comienza el deslizamiento por el talud que conduce al ocaso. Gradualmente, la firmeza cede sitio a la vacilación y el interés a la displicencia. El actor se torna espectador y así entra en la región de la declinación, en la senectud. Así como en la niñez los días parecen interminables, en esta edad son escurridizos, cual peces recién sacados del agua.

Este período de la vida suele ser conocido eufemísticamente como la tercera edad, lo mismo que se hace con otras muchas situaciones incómodas, tales como la invalidez a la que denominamos minusvalía, aclarando siempre que minusvalía no es sinónimo de menor validez - nos produce terror llamar a las cosas por su nombre, como si se tuviera alguna participación en su existencia-. Es la fase en que las capacidades físicas experimentan una paulatina merma, como también lo hace el interés por los acontecimientos de la vida cotidiana que han venido ocupando el primer plano de la atención. Un particular estado, mezcla de extrañeza e indiferencia, invade el ánimo. Se deja de participar y a los ojos de este extrañado espectador los comportamientos parecen absurdos. Y es que el tren se acerca a la estación final.

La demagógica propaganda socializante difunde slogans con ánimo edulcorante como el de "no eres más viejo, eres más sabio" y otros por el estilo. También la Psiquiatría ha encontrado un nuevo filón y propugna por una nueva subespecialidad: la psicogeriatría, pero si, como se piensa, la inmensa parte de la vida pertenece ya al pasado, ¿qué posibilidades de actuación quedan para lo venidero?

Que la fortuna te haya permitido vivir los años en armonía con sus requerimientos se traducirá en que el paso de los días no te hunda en la desesperación, porque ya estés vacunado, conoces la vida y sabes lo que puede dar de sí. Por el contrario, que la vida te hurte las vivencias propias de sus diferentes etapas, aparte de la frustración pertinente, conllevará la incorporación de la terrible duda de no ser lo suficientemente despejado, ser torpe, diferente a los demás, que es el daño supremo que puede sufrir el ser.

En estos años se experimenta la vida como el navegante contempla el alejamiento de la orilla a la que no ha de tornar. Los recuerdos, los amores, las nostalgias, los odios y las pasiones en general, se han ido debilitando y la persona ya no es concernida por los intereses con la misma urgencia con que lo fueron ayer.

Cuando jóvenes, contemplamos la muerte como un acontecimiento reservado a los demás pese a la, casi clandestina, desaparición de personas cercanas. Nada de afuera que no sean las bases de los primeros momentos de la vida puede servir de preparación para aceptar con serenidad la muerte como la estación final del trayecto.

Una indeterminada fecha marca el punto de inflexión en la gráfica de la vida, como en la montaña rusa se culmina esa subida inquietante, y lo que queda adelante es el vertiginoso descenso hasta la detención. La equidistancia entre las magnitudes del ayer y el mañana desaparece en favor del pasado. Subrepticiamente se cuela en la mente la idea del final, que acompañará a la persona hasta el definitivo adiós, al punto que se puede decir que los días de la senectud discurren apacentando la muerte, mientras las facultades físicas declinan, la lozanía de la piel se marchita, las canas invaden la escasa masa capilar y las piezas van siendo sustituidas por otras artificiales. Ha llegado la edad protésica. Los bastones sostienen lo que, hasta hace poco, las extremidades gobernaron con arrogancia, las gafas tratan de paliar la disminución de la agudeza visual, los amplificadores de sonido tratan de sujetarnos al entorno, al tiempo que el interés se escurre por las tochas de los días de infancia.

El hecho es con un nuevo día llega el momento del adiós definitivo.

Y el fallecimiento, que siempre se ha considerado como el desenlace natural de la vida, ha quedado reducido, en los tiempos que corren, a una mera enfermedad que la ciencia ha sido incapaz de evitar; un fallo médico. Es una suerte de soberbia que tiene su impacto, además, en los consultorios médicos en los que la dinámica médico-paciente ha sufrido una modificación de ciento ochenta grados; sumisa y respetuosa hace apenas unos días, altanera hoy. Toda enfermedad tiene que tener curación, por lo que la muerte tiene que ser, simplemente, un fracaso de la medicina.

De nada ha valido la experiencia de haber asistido a los funerales de algunos seres cercanos, ni el haber experimentado estremecimiento ante los repetidos "Dies Irae". No, la vida no puede acabar de esta manera tan tonta, ni de ninguna otra. ¿Cómo es que habiendo llegado a la luna no podamos vadear esta dificultad? ¿Cómo es que esto tiene lugar hoy, que cambiamos corazones, hígados, riñones y creemos producir fármacos contra el envejecimiento?

Pero la vida no nos pertenece, es una ilusoria propiedad que cualquier contratiempo puede arrebatar. Para quien los condicionantes de la misma han forzado a la desviación de "su camino" o a posponer la realización de los deseos a su alcance, experimentará la muerte como el expolio al que Séneca se refiere.

Ante el delirante orgullo instalado en las mentes, de poco valen las múltiples referencias a la muerte, como la letra de la coplilla que canta Carmen Linares: "*El que se tenga por grande, que se vaya al cementerio y verá lo que es el mundo, en un palmo de terreno*".

Y es que a quien los días de la existencia no han permitido el almacenamiento de un patrimonio, bien sea en forma de afición o de cualquier clase de inclinación lúdica, en vano será que en sus últimos días se proponga iniciar nuevas actividades que las urgencias de la existencia obligaran a postergar, porque los plazos para su inicio habrán ya caducado. Se oye con frecuencia comentarios de personas esperanzadas en que, llegada la jubilación, emprenderá el cultivo de los gustos que no pudieron ser atendidos, pero ello es tanto como exigir a la administración unas prestaciones para las que no habido la debida cotización.

Y es que la vida es comparable a cualquier sistema económico. En relación a los afectos y a los sentimientos, nadie puede inventar alguno que no forme parte de su patrimonio biográfico, por mucho que los convencionalismos morales y sociales así lo aconsejen; de donde no hay no se puede sacar, aunque estos afectos hicieran relación, incluso, a las personas de los padres. El cariño fluye gozosamente hacia las personas con quienes la convivencia ha estado presidida por las señas de la amistad; por el contrario, de quienes hemos sufrido ultrajes podremos, a lo sumo, expresar verbalmente un afecto mientras que en el corazón anidará el sentimiento de rencor. Obligarse a amar a quien se odia es la manera más eficaz de precipitarse en la ruina. Nuevamente aquí hallamos la prueba de la disociación que puede haber entre los planos morales e individuales.

Cuando un ser significativo nos deja, la reacción natural es la pena, la tristeza, la negrura del pensamiento. La despedida de los seres queridos será tan compleja como complejas hayan sido las relaciones mientras los días de la vida. Si ellas fueron turbulentas, agitadas serán igualmente las despedidas; si placenteras, sosegados serán los adioses. En el primer caso las cuentas quedaron descuadradas, ajustadas en el segundo.

Pero, cuando las consideraciones morales obligan al deudo a sentir un afecto que el paso de los días no ha dejado en su corazón, sobreviene lo que, en Psiquiatría, se conoce con el malsonante diagnóstico de "duelo patológico", que quiere aludir a la persistente adherencia a una despedida que nunca concluye. Habida cuenta de que las condiciones de la vida son las que establecen estas modalidades de despedida, es grotesco calificar de patológicos estos comportamientos, por otro lado tan frecuentes, como la de aquellos que acuden, día tras día, a la tumba de las personas "queridas", en una llamativa escena que, contemplada como espectador ajeno, más se puede atribuir al sometimiento que al cariño.

Por ello, hablar de duelo patológico no puede obedecer más que a la fatuidad de bautizar con un nombre técnico lo que, por otra parte, es el resultado de un desarrollo obstaculizado, lo mismo a como hace años se tituló con el malsonante nombre de "Vigorexia" a la incoercible pasión por la musculación corporal.

Teniendo en cuenta que es la necesidad la que impulsa todo movimiento humano, será una consecuencia natural que el anhelo de liberarse de ella sea el motor de todo afán. Tampoco el cultivo de la filosofía podría librarse del anhelo de hallar, en la sabiduría. el modo de hacer más llevadero el desamparo que gobierna este valle de lágrimas.

Sin perder de vista el mencionado carácter procesal de la vida y la involuntariedad de nuestra llegada al mundo, entenderemos fácilmente que la tan cacareada libertad, que incluso a veces nos vanagloriamos haber logrado, no sea más que una quimera. Pese a nuestro orgullo, en nada nos diferenciamos de la insignificante hoja otoñal que, desprendida del árbol y abatida por el viento, es precipitada en las caprichosas corrientes del arroyo.

La vida de las personas pende de dos fuerzas: una que impulsa adelante y otra que succiona desde el final. Cuando estudiante de medicina, se seguía el texto de un celebrado autor, Morros Sardá, quién, para explicar el movimiento de la sangre por el torrente circulatorio, se servía del sencillo esquema de la acción combinada de dos fuerzas complementarias: una impelente debida a la contracción ventricular, que llamaba *vis-a-tergo*, y otra aspirante, conocida como *vis-a-fronte*, que la succiona de vuelta hacia las aurículas. Freud seguiría este mismo esquema al referirse a las fuerzas instintivas que acompañan al individuo a lo largo de los días de la vida. Al principio motor de la vida lo llamaría Eros, que se correspondería con la *vis-a-tergo*, y al principio succionador lo denominaría Tánatos, que se correspondería con la *vis-a-fronte*. Dos instintos presentes en la aventura de la existencia: Tros y Tánatos. Si hubiéramos de personalizar a la fuerza impulsora lo haríamos en la figura de la madre, el seguro puerto adonde arriba el niño, sonámbulo y despavorido, cuando acuciado por las pesadillas. Si hubiéramos de representar el instinto del Tánatos, lo haríamos también en la madre, en la aspiración, más o menos encubierta, de volver a ella. En la madre confluyen la separación y el callado anhelo del retorno a ella, a lo eterno, a la nada.

Si la persona tuviera alguna capacidad de variar su trayectoria vital, podríamos distinguir dos clases de aventureros: unos que esperan llegar sin riesgos a un destino prefijado y otros abiertos a todo cuanto les va a ofrecer la aventura. Esta última disposición se establece únicamente con el paso de los años o tras la superación de graves cataclismos, por lo que la posesión de una aptitud estoica tampoco depende de nuestra voluntad ya que, entre otras cosas, el término voluntad es sencillamente un término psicológicamente hueco. La vida de las personas sigue la misma trayectoria que la del movimiento de los cuerpos en el vacío: el impulso inicial determinará su movimiento y su persistencia durará hasta que una fuerza opuesta le detenga. Podremos hablar de fatalidad o destino, pero difícilmente de voluntad o capacidad de gestión. Racionalmente considerada, la vida de las personas no es un relato de buenos y malos, salvo que el juicio solo tenga el propósito de un provisional desahogo. La civilización, la evolución del hombre, es la lucha por la inalcanzable conquista de la homeostasis, por el logro de la ausencia de tensión, y en este propósito todos somos sujetos pasivos en el desempeño del papel asignado por la vida.

5. TEMAS ALEDAÑOS

Como ya se ha dicho, la presente exposición acerca de la disciplina psiquiátrica nada tiene que ver con las controversias suscitadas al amparo del atractivo que esta materia suscita. Estas líneas no defienden ni se posicionan en contra de ninguna orientación de las muchas que en este terreno conviven, sino que son la particular exposición de mis opiniones almacenadas en el prolongado ejercicio de la disciplina. Es un sentir, equiparable al producto de cualquier destilación, que se puede condensar de la siguiente forma: el empeño en la mayor aproximación posible al entendimiento de la forma de estar la persona en el mundo que es, secundariamente, fuente de la mayor satisfacción en el ejercicio de la profesión; en modo alguno persigue la elaboración de un catálogo de consejos, normas o tácticas que redundaran en hacer más llevadera la trayectoria existencial del cliente. En este sentido, el discurrir de los días me ha movido de una posición intervencionista a otra expectante e investigadora, una vez comprobada la inutilidad de la primera.

En mi opinión, la apelación a normas éticas, morales, religiosas y, en general, al empleo de calificativos y recomendaciones, desnaturaliza el proceder psicológico. El exclusivo principio que debe regir la actividad psicológica es el de perseguir una explicación coherente para ambos, psicólogo y cliente, de las condiciones que explican la posición particular de la persona en el mundo e inseparablemente a este cometido se interesará también en ofrecer una opinión propia acerca de las principales condiciones que lo acompañan a lo largo de la existencia.

5.1. Sexo

Es el motor que ha movido a la humanidad desde las cavernas hasta nuestros días y presumiblemente lo seguirá haciendo, aunque en los días de hoy su importancia parece estarse descubriendo. Sin necesidad de conocimiento especial alguno, con la sola observación, se deduce que están diseñados para llevar a cabo la función reproductora. Por lo demás, el irrefrenable instinto sexual, el Eros, hará innecesaria preparación académica alguna para el disfrute de los goces asociados a la propagación de la especie, aunque en las fechas presentes se predique la conveniencia de seguir un manual o la de ponerse en manos de un "experto".

Todo acontecimiento en la vida, por nimio e imprescindible que parezca, tiene su repercusión, tal se comenta ser el caso del aleteo de una mariposa que conmueve al universo entero, aunque sea en valores infinitesimales. En este sentido, los trabajos de Masters y Johnson siempre me han parecido banales por cuanto nada añaden al conocimiento en sí mismo. Sin embargo, en el debilitamiento del tabú que ha supuesto todo lo concerniente al sexo, ha sido de gran importancia. Porque no se puede negar que la educación ha supuesto un poderoso freno a la expresión de lo sexual a través de la formación de la conciencia moral, del superyó. Porque, lo que se dice necesidad de "aprender" o "enseñar" la mecánica de la procreación es afán tan ocioso como hacer un cursillo para adiestrar a los párpados en su protector movimiento de apertura y cierre del globo ocular. Lo que es instintivo no precisa de aprendizaje alguno.

Otra cosa distinta es que la evolución de la humanidad haya precisado embridar el más poderoso de los instintos, tal vez para encauzar las poderosas energías en la consecución de los fines de la pervivencia; algo parecido a la función del pantano que refrena el ímpetu del rio en beneficio de otros provechos. Mas, esta contención no puede interpretarse como la obra de una mente perversa que manejara los hilos de la existencia humana, como con tanta frecuencia se tiende a trivializar. El sentido de los planes de la vida supera el entendimiento humano.

La Psiquiatría, a diferencia de la anatomía y la fisiología, solo excepcionalmente es llamada para la redacción de arrogantes dictámenes acerca de la función sexual.

De otro lado, recordemos que hasta hace muy poco la homosexualidad era considerada una enfermedad, en lo que de raro y anómalo tiene el término enfermedad. Entrar en la discusión de si la pareja compuesta por personas del mismo sexo son matrimonio, o no, es algo ajeno al entendimiento psicológico ya que el término matrimonio tiene su definición y esta zanja toda discusión, por lo que la irrupción en esta contienda de algún representante de la disciplina psiquiátrica es un puro disparate. Prevalerse del respeto que infunde esta especialidad para imponer juicios ajenos al cometido de la especialidad es, sencillamente, un atropello intelectual.

Pero el tema de la homosexualidad y, sobre todo, el interés en calificar de matrimonio la unión de dos personas del mismo sexo es claro que obedece a otras aspiraciones distintas de las del conocimiento. No así el tema de la impropiamente llamada "libre elección de la orientación sexual", que es de enorme interés científico y filosófico, ya que, nuevamente aquí, late el controvertido tema de la libertad.

La disciplina psiquiátrica nada tiene que ver con los recientes movimientos y controversias suscitadas por el tema de la voluntaria elección de la orientación sexual. No olvidemos que el propósito de este tratado es la divulgación del principio que lo rige, que no es otro que el del entendimiento. Cuando, como en este campo, se mezcla la moral, la justicia, los resabios históricos y demás consideraciones que hacen polémico este tema, nos hemos de limitar a decir que, siguiendo los conocimientos anatómicos, la morfología de los órganos sexuales parece haber sido "concebida" para la función reproductora. Sucede, no obstante, que al estar esta función inseparablemente asociada al disfrute del mayor de los placeres, la sexualidad puede constituirse en filón para la satisfacción de otros muchos intereses, como las legítimas reclamaciones sociales, la confrontación de los sexos, etc.

A la Psicología compete únicamente el estudio de la persona en la realidad que tiene, no en la que se cree debiera tener. Todo lo demás, como los alardes en la elección voluntaria de un determinado rol sexual, deben entenderse como formando parte de cualquier otro tipo de comportamiento, sabiendo que nadie elige el patrón sexual, como no se elige ser alto o bajo, simpático o desagradable. En la pretendida elección del rol sexual no cabe ni orgullo ni arrepentimiento. El rol sexual, como cualquier otra posición personal, viene determinado por las circunstancias presentes en el proceso de educación y desarrollo.

El hecho de que la homosexualidad haya sido recientemente excluida del catálogo de las enfermedades mentales no significa que la Psicología, entendida como disciplina a cargo del entendimiento de los comportamientos humanos, se desentienda del estudio de los padecimientos de la persona en la que concurra esta particularidad, como tampoco desdeñaría el estudio de una persona por el hecho de tener el pelo rubio: simplemente, se limitará a recibir a toda persona que desee conocer su evolución, sin cortes, hasta explicarse su particular forma de estar en le vida.

En todo caso, la Psicología nunca puede corear declaraciones tendentes a enjuiciar la sexualidad, como las que tuvieron lugar en recientes y desafortunadas manifestaciones de un alto dignatario de la jerarquía religiosa, en las que aseguró que la "*homosexualidad es una deficiente sexualidad"*, añadiendo, no contento con ello, la barbaridad de que *"señalar una deficiencia no es una ofensa, es una ayuda porque muchos casos de homosexualidad se pueden recuperar y normalizar con un tratamiento adecuado"*. Estas manifestaciones evidencian claramente la idea que se tiene de la sexualidad, del tratamiento y de la recuperación. Acerca del tratamiento, ya he expuesto mi opinión; sobre la recuperación invito al lector, si alguno, a preguntarse: si se ha establecido que la vida es un proceso, como una cadena sin solución de continuidad. ¿Cómo, entonces, es posible hallar un sentido para el término de recuperación?

Recuperemos la sensatez y entendamos que la forma en la que la sexualidad se manifiesta no es una elección puntual y sí la culminación del delicado proceso de desarrollo del individuo. Solamente en el caso de que la involuntaria orientación sexual fuera motivo de sufrimiento, y únicamente a petición de la persona, le sería permitido al psicólogo el ejercicio de su profesión.

5.2. Libertad y Voluntad

En cualquier materia de conocimiento, la existencia, o no, de lo que entendemos por libertad es, en sí mismo, asunto de la mayor transcendencia. En el mundo de la Psicología, partiendo como lo hace del principio de la causalidad en la que los hechos están enlazados a otros precedentes, en una cadena que se inicia en el nacimiento y en cuyo suceso el niño es mero espectador, se puede anticipar que la libertad es una mera ilusión. Dado que todo acto parte de un impulso inicial que, en el caso de la Psicología conocemos por motivación - conjunto de móviles ocultos a la conciencia, que impulsan a una determinada acción-, la existencia de la libertad es, cuando menos, discutible. La motivación es involuntaria pese a que la persona esté dominada por la necesidad de creer que decide, aunque en realidad nunca lo haga, porque la vida es equiparable al viaje, en tren, de un niño al que han sacado el billete y que a lo más que puede aspirar es a recibir las impresiones del paisaje y a observar cuanto ocurre en el vagón; pero el destino ya está trazado de antemano y los márgenes de sus movimientos se hallan circunscritos a los límites del propio compartimento.

¿Pueden las aguas elegir la desembocadura del cauce que alimentan? ¿Puede la hoja, allá por el otoño, optar por el lugar donde reposar? ¿Deciden las aves el rumbo de su emigración? ¿Escoge el niño el vientre donde esperar el amanecer de su existencia? ¿Sobre qué fundamento descansa, entonces, la creencia de que el hombre podría determinar la ruta de su trayecto?

La existencia de estados mentales, tales como los obsesivos y compulsivos, consecuentes de la lucha entre fuerzas inconscientes, hablan a favor de la ausencia de libertad y, desde luego, descartan la aseveración de que la persona es regida por la inteligencia y el juicio, de lo contrario la razón evitaría el padecimiento de tan agrios tormentos.

La existencia del libre albedrío, la potestad de optar libremente, sin restricción alguna, supone tanto como alcanzar la divinidad, como nacer sin necesidad, ser autosuficiente. Así, cualquier movimiento estaría al margen de la ley de la causalidad para la cual todo tiene un antecedente productor y es, a su vez, precursor de un efecto. La negación de tal facultad significa que todo está determinado por los condicionantes que componen el equipamiento personal a lo largo de la senda biográfica.

¿Sobre qué bases, entonces, se podría sustentar las habituales referencias morales como la alabanza, el mérito, la responsabilidad, el vicio y la virtud?

Que la persona deba ser libre en razón de que la libertad sea condición necesaria para la conciencia moral, es una justificación tan frágil como la de fundamentar la existencia de otra vida, más allá de esta, sobre las hipotéticas ansias de trascendencia que tiene la persona. Además, hay tanta variedad de conciencias morales como individuos, ya que estas son el resultado final, el sedimento, del proceso educativo. Si tan artificialmente se establecieran las cosas, la conciencia moral debería suponer la libertad de atenerse al cumplimiento de las opciones morales y éstas, a su vez, tendrían que poder ser seguidas por todos y siempre. Pero, la realidad constata que esto no se cumple.

Por tanto, si la libertad es una ilusión, igualmente lo será la creencia de la persona en un protagonismo fuera del de ser actor del papel asignado por la vida, de forma tal que la creencia de que los afanes humanos, fuera de ser consecuencias de las personales decisiones, no son más que imposiciones del destino. De aquí que responsabilidad y culpabilidad sean extravagancias intelectuales.

En la búsqueda de las leyes que rigen cualquier proceso no tiene cabida la existencia de la libertad ya que de otra forma sucedería que nada podría ser previsto y cualquier experimentación podría concluir con resultados inesperados. Para la Psicología, tanto como para cualquier otra rama de la ciencia, la existencia de libertad es en sí mismo un imposible categórico.

Teniendo en cuenta los modelos de la Mecánica, podemos establecer un paralelismo entre las leyes que rigen el movimiento de los cuerpos y la vida de las personas. Ambos comienzan su recorrido impulsados por una fuerza inicial, variable en ambos casos y sin capacidad propia alguna de alterar ni su trayectoria ni su velocidad, que les viene determinadas por los principios impulsores. El rozamiento y la gravitación, responsables de que el movimiento de los objetos no sea perpetuo, podemos equipararlos a la acción de los factores ambientales.

Por sí mismo, un cuerpo no puede cambiar su trayectoria de no ser que reciba el efecto de una fuerza externa. ¿Porqué, entonces, pensamos que la persona podría modificar voluntariamente su trayectoria vital? Se objetaría que no se puede equiparar a la persona con un simple cuerpo físico, que dispone de resortes suficientes como para cambiar su trayectoria. Se podrá, incluso, poner el sencillo ejemplo de la elección de una película a la hora de ir al cine. Pero, ¿cómo evaluar los móviles que conducen a una determinada decisión? De la misma forma que se defiende la libertad a la hora de la elección se puede cuestionar el motivo por el cual se ha desechado alguna otra alternativa. ¿Cómo afirmar que los gustos no juegan importante papel en la decisión? y

¿cómo considerar la adquisición de los gustos y aficiones al margen de la trayectoria vital en su conjunto?

Todo estudio psicológico ha de partir de la premisa de que el concepto de libertad pertenece a otra materia, como pudiera ser la religión, la moral o la política. A este respecto, es clásico el comentario de que Copérnico, Darwin y Freud infringieron grave humillación al orgullo del género humano ya que, tras sus observaciones, su hábitat, la tierra, dejó de ocupar el centro del universo, su especie dejó de ser la consecuencia de un deliberado acto de creación y, por si algo faltara, su comportamiento no estaba gobernado por la razón sino por factores involuntarios e inconscientes. Pero, es innegable que la persona, arrojada inerme a un mundo incierto, tiene la imperiosidad de creer en algún protagonismo propio, aunque tuviera este la ínfima consistencia de una pluma azotada por el vendaval.

¿Qué acción del nuevo ser podría determinar que su aparición tuviera lugar en un continente u otro, en el seno de una familia en concordia o en otra en continua desavenencia, en medio de la abundancia o la precariedad? El azar es lo que rige la vida ¿Cómo conciliar este hecho con la existencia de la libertad?

Determinadas manifestaciones psíquicas, como las obsesiones, compulsiones, fobias y otras muchas, todas ellas consecuencia de la lucha entre fuerzas opuestas, ponen de manifiesto la ausencia de libertad y, desde luego, descartan la aseveración de que la persona es regida por la inteligencia y la razón, por cuanto muchos de esos cuadros son padecidos por personas de elevado nivel de raciocinio. Cuanto más, dentro de este mismo contexto, resulta insólito hablar de voluntad como una de las potencias del alma: un arma solamente útil para esquilmar la vitalidad del individuo y canalizar sus energías en una determinada dirección, en un mal llamado proceso de educación que, más bien, debería calificarse de doma.

Por consiguiente, si no es posible hablar de libre albedrío, difícilmente se podrá hablar de voluntad, que sería la herramienta al servicio de la hipotética libertad.

Una acción consecuente a una libre decisión sería finalmente un acto inmotivado y, por tanto, situado fuera del ámbito de la racionalidad, que es el orden en el que acostumbramos a entender los acontecimientos de la vida. Por esta razón no se puede aceptar como compatibles motivación y libertad. Una acción puramente libre sería una causa y nunca una consecuencia y estaría fuera del mundo racional. ¿Por qué es tan acuciante dilucidar si existe o no el libre albedrío? ¿Cómo sería un mundo en que esta duda no se suscitara? ¿Será, acaso, hacia ese mundo, sin culpa, hacia el que se dirige la humanidad?

La mal llamada enfermedad mental sería prueba, entre otras muchas, de la inexistencia del protagonismo humano, por lo que careciendo de sentido hablar de libre albedrío, tampoco se podría hablar de culpa e igualmente sucedería con el término responsabilidad. Consecuentemente, el juicio moral carecería de significado.

5.3. Feminismo

La relación entre hombre y mujer es frecuente tema de tertulias televisadas en las que las opiniones mantenidas desembocan en vehementes discusiones y desabridos reproches acerca de la autoría de la infelicidad de la pareja. En el fondo no son más que resabios de la ancestral inclemencia de la vida.

Salvo por motivos de pasatiempo, la divagación en torno a la supremacía de uno de los sexos sobre el otro es una mera extravagancia, por lo que entrar en esta artificial contienda, movida por el resentimiento y no por la razón, es únicamente el escenario donde representar los rencores solamente imputables al curso de la propia vida. Además, supone el olvido de los hechos históricos determinantes de la evolución de ambos papeles, porque al final alguien tuvo que abandonar la protección de la cueva para allegar alimentos para la prole y alguien, también, hubo de permanecer velando por el mantenimiento del fuego. A cualquier persona le asiste razón suficiente como para sentirse contrariado por la aspereza de la vida, pero cargar la factura de esta decepción sobre el sexo complementario puede ser, salvando circunstancias actuales en la convivencia de la pareja, un mero desahogo, nunca una coherente deducción.

Pero, como dice la poesía de Goytisolo que *"aún estamos en el camino"*, tales encendidas controversias puede que sean los estertores de la queja de vivir, en tanto se vaya generalizando la consideración de que hombre y mujer, de la mano, hayan de ser leales amigos en este dificultoso peregrinar, poniéndose así punto final a esta estéril controversia.

Hasta tanto llegue ese momento, parece que estamos abocados a vivir este debate como si de seguidores de equipos de futbol se tratara. En unas manifestaciones públicas, el primer mandatario de una de las más poderosas potencias mundiales se declaró decidido feminista, con grave desconocimiento de los límites de su representación, pero este es uno de los habituales abusos de la clase política: un estamento que vive en la burbuja de la autocomplacencia, de la que no saldrá en tanto que sus vidas discurran por distintos cauces que el resto de los mortales; hasta que no renuncien a sus irritantes privilegios, como los de una jubilación anticipada y generosa, los coches oficiales, las escoltas, las plazas de aparcamientos reservadas, las especiales protecciones jurídicas y un sin número de prebendas que, en conjunto, propician la equivocada creencia de singularidad que les separa del resto de ciudadanos a quienes pregonan servir.

5.4. El Pasado

Ojalá que el tiempo pasado no fuera más que un rincón donde guardar los recuerdos para deleitarse o llorar por ellos y que, en términos prácticos, no tuviera repercusión alguna en el presente, pero no es así. El pasado es como una mochila, más o menos pesada en dependencia con las experiencias vividas, de la que la persona no se puede desprender.

En el estudio de cualquier proceso evolutivo no se puede prescindir del conocimiento del pasado, como no se puede calcular la longitud de un rio sin conocer el lugar de su nacimiento. Sorprendentemente, lo que es de sentido común en cualquier tratado sigue siendo para la Psicología una pintoresca elucubración. La aplicación de las teorías psicológicas que tienen en cuanta el pasado, se consideran poco prácticas, como una mera pérdida de tiempo. Pero la realidad es obstinada y no se pliega a nuestros deseos. Hechos de actualidad, como las interminables contiendas políticas y otros de naturaleza social como las adopciones, por poner dos ejemplos, sirven para ejemplificar, como no podía ser menos, la importancia que tiene el pasado, tanto en la evolución de las naciones como en el comportamiento de las personas.

El espíritu práctico, que caracteriza la vida actual, considera al pasado un fardo inútil de cargar sin reparar en que el pasado, se quiera que no, está presente y que no es posible desdeñar su constante y silenciosa influencia. Pasados muchos años de la finalización de la contienda civil española, aún se polemiza acerca de la autoría de los daños causados en ella, así como del juicio que merecen los bandos contendientes y las personas de sus dirigentes. Y, lo que pudiera ser más llamativo aún, cualquier debate parlamentario puede desembocar en acusaciones extemporáneas. Del hecho de que habitualmente se haga referencia a acontecimientos concretos no cabe deducir que estos adquieran pleno sentido desconectados de sus precedentes.

Por si la propia reflexión no bastara, las familias que acuden a la adopción pueden conocer de primera mano la decisiva importancia de los primeros años de la vida. Cuando una familia acoge a una criatura mayor de cinco años, por fijar una edad, espera que los días con el nuevo miembro discurran en la misma regularidad que lo hicieron sus vidas e, incluso, cómo no esperar una disposición de cierta gratitud en consideración al rescate de un porvenir sombrío. Pero, cual es su sorpresa cuando, pasada una cortísima luna de miel el recién llegado manifiesta inesperados comportamientos para, al poco, iniciar una carrera desenfrenada que comienza con las visitas a psicólogos, posteriores denuncias a la policía e ingresos en colegios especiales, en un interminable y asombroso calvario.

Pero lo que parece no tener sentido, lo tiene. El niño, esta conducido por las mismas leyes que rigen el comportamiento de todas las criaturas quienes, tras la breve tregua de la adecuación al nuevo ambiente, retoman la senda primitiva restituyendo al mundo todas la frustraciones y resentimientos acumulados en sus primeras fechas, conducta que, bien pensada, no dista mucho de la que tiene lugar tras la luna de miel, cuando los tórtolos han de hacer frente a la trivialidad de la vida cotidiana.

En nuestros días es de punzante actualidad el tema de la emigración y el problema que su acogida suscita. Un problema que, racionalmente enfocado, debería tener una fácil solución, teniendo en cuenta el elevado nivel de desarrollo de las sociedades occidentales. Pero no es así y la explicación es sencilla porque en este tema, como en la mayoría de los que la existencia plantea, factores pertenecientes a un ámbito más allá de lo racional impiden la puesta en práctica de los planes oportunos. Los mencionados factores no son superficiales sino que hunden sus raíces en un lejano pasado. La educación que hemos recibido y que, entre otras, está presidida por consignas tan lógicas como aquélla que reza "allá donde fueres, haz lo que vieres", es de imposible cumplimiento para todas esas personas que, a riadas, buscan la protección y el bienestar en nuestra civilización. Pero vemos nuevamente aquí, cómo la vida, que ha desposeído a todas estas personas de cualquier bien material, no ha sido capaz, sin embargo, de desprenderlos de su pasado.

La atolondrada desconsideración del pasado genera estos lógicos desencantos.

5.5. Manuales de Autoayuda

Partiendo de la elementalidad de los llamados bestsellers -publicaciones destinadas a la difusión de los secretos de la felicidad-, pronto se puede advertir que, aunque destinados a promover el bienestar no son sino, en realidad, correlatos de las penitencias asignadas a las antaño desviaciones de la virtud tras la pertinente confesión, siguiendo la teoría del parentesco existente entre la medicina actual y la práctica religiosa que, aunque parece batirse en retirada, aún pervive disfrazada de ciencia, en estos supuestos tratados de medicina.

Los conocidos como tratados de autoayuda no son, en el fondo, más que un catálogo de consejos cuyo seguimiento tendría el mismo efecto que la pesada armadura en el débil guerrero quien, reclamando para su sostenimiento las precarias energías restantes, quedaría postrado antes del combate, logrando justo el resultado opuesto a lo prometido.

De mi recordado maestro escuché, con sorpresa, que todos los escritos tienen una ventaja, incluso aquellos colmados de desatinos. Tal es el caso de estas difundidas publicaciones -muy parecidas a los antiguos sermones que, desde el púlpito, nos mostraban el camino de la santidad-, destinadas a enseñarnos los procedimientos para alcanzar el bienestar, como si éste fuera un estado al que se pudiera acceder a través de unas cuantas lecciones teóricas.

Vale la pena prestar atención al párrafo de una difundida publicación que afirma que "los medios para alcanzar el bienestar están dentro de las posibilidades de cada uno de nosotros. Personalmente -continua- creo que una combinación bien equilibrada de trabajo, reflexión, humor y confianza en uno mismo son los ingredientes que se necesitan para vivir una vida eficiente. No creo en las fórmulas fantasiosas o en las excursiones históricas..." ¡Bravo! Esto es tanto como afirmar que es conveniente apostar por el número preciso para ser agraciado con el premio de la lotería.

La creencia de que la persona posee dispositivos necesarios para lograr una vida eficiente es, cuando menos, objetable. Veamos, si la persona tuviera en su mano las armas necesarias para no sufrir, habría que concluir que la tierra estaría poblada por un conjunto de majaderos que sufren porque así lo quieren. No, indudablemente las cosas no pueden ser tan simples. Además, definir lo que debe entenderse por vida eficiente, es tarea infructuosa ya que cada adjetivo habría de ser definido con otro nuevo que, a su vez, reclamaría nueva definición hasta perderse en los dominios de la especulación, en una interminable labor de ajuste que nunca alcanzaría los objetivos perseguidos.

En el párrafo anterior se manifiesta no creer en *excursiones históricas*, como si estas fueran cuestiones de fe, aunque cierto es que con este comentario se expresa el extendido desdén hacia el Psicoanálisis, un comentario por otra parte absurdo, porque ¿cómo conjugar la trascendencia de los acontecimientos infantiles y que, a la vez, sea una pérdida de tiempo volver sobre ellos para encontrar allí las causas de la situación actual del individuo? Para quienes comparten la idea de la inutilidad del estudio del pasado diré que solamente a través de él es posible acceder al conocimiento de la persona y, lo que aún es de mayor importancia, solamente con este conocimiento podrá la persona lograr su total aceptación y a su través podrá surgir la amistad en el interior de ella misma. Justo es recalcar que las causas inmediatas, padres y entorno, reclaman otras anteriores, en una interminable cadena hasta llegar a las primeras, a Dios.

Los manuales de autoayuda, tan de moda hoy, se basan en la ingenua creencia de que una persona dispone de libertad para ejecutar cuantas pautas de conducta sean propuestas, como si los comportamientos se pudieran regular a voluntad y se pudiera escoger entre un variado repertorio de pautas. Semeja ello a los célebres cursillos de cristiandad de tiempos no muy lejanos en los que los mozos, aun los más licenciosos de la comunidad, experimentaban sorprendentes transformaciones, pasando de la procacidad y la desvergüenza a la intolerancia propia y ajena, hasta llegar a convertirse en verdadera espada de herejes y libertinos. Por fortuna para la paz ciudadana el cambio duraba lo que una tormenta de verano ya que, al cabo de unos días de eufórica santidad, cada quien volvía a donde solía. Y es que la conducta se sustenta sobre pilares históricos, sobre rígidas estructuras que apenas permiten leves y provisionales oscilaciones. Al revés sucede con las modificaciones derivadas del conocimiento fundamentado en el "insight" o percepción interna.

Se dice de las publicaciones de autoayuda que dan consejos útiles para navegar mejor por la vida. Por ejemplo, si saliendo de casa comienza inesperadamente a llover a chaparrón uno tiene dos opciones (¿de verdad?): cabrearse o tomándolo como algo irremediable sacar el mejor partido. Sencillo ¿eh? También se dice de los consejos que lo mejor para el crecimiento personal es valorarse mucho. Ya, ¿y eso como se come?

El logro del bienestar es un asunto más complejo que la sencilla redacción de un catálogo de recomendaciones. No se lograría un acuerdo para definir lo que entendemos, o deberíamos de entender, por bienestar y, sin embargo, en Psicología tiene una significación bien precisa, que no es otra que el estado de la persona que se halla en paz consigo. Pero para llegar a esta meta es preciso previamente el conocimiento de uno mismo, una idea nada novedosa pues ya en el frontispicio de templo de Apolo se halla el mismo aforismo, que trasladado al latín se expresa como *"Gnosce te ipsum"*. Porque, invitar a la persona a que sea positiva suena, cuando menos, a ingenuidad; el problema es cómo hacerlo. Y por si poco fuera, la reflexión consiguiente: ¿cómo es que una cosa tan obvia y que redundaría en tan grande beneficio, no ha sido puesto en práctica antes?

5.6. La Moral. La Mentira

La inmediatez de la comunicación cotidiana exige el empleo de expresiones que carecen de entendimiento psicológico, así muchos de los calificativos que nos pueden servir de desahogos en la vida diaria, tienen un entendimiento distinto en el terreno de la Psicología. En general, toda expresión que tenga una connotación moral es opuesta al quehacer de la Psicología.

El conjunto de pasiones, como el amor, el odio, el rencor, el perdón, etc., de clara connotación moral, y omnipresentes en la vida de las personas, carece, sin embargo, de correlato psicológico. Coloquialmente se emplea el término voluntad para hacer hincapié en lo mucho que la persona puede lograr mediante el empleo de tal misteriosa fuerza. Pero, a la luz del juicio y habida cuenta de que la libertad puede no ser más que un espejismo, carecería de sentido la creencia en la existencia de tal potencia con la que se espera evitar que las pasiones se desborden.

Asimismo, el término virtud que se refiere a la capacidad de contención de la pasión, es igualmente una creación de la humana necesidad en su tentativa de poner un poco de orden en la anarquía. Por ello, virtud es un término moral o social pero nunca psicológico. Las pasiones forman parte inseparable del equipamiento instintivo con el que la persona viene al mundo y la intensidad de sus manifestaciones está en dependencia con las condiciones en las que se va a desenvolver el ser, y su manera de manifestarse nos permite conocer cómo discurrieron los primeros pasos en el mundo, de la misma forma que el geólogo puede conocer los cataclismos habidos en el pasado, con el simple estudio de la disposición de los estratos geológicos.

Se define la virtud como la orientación hacia el bien. Pero, psicológicamente hablando, el bien coincide con la paz interior o con la ausencia del sufrimiento. También las virtudes han sido clasificadas en unas, las teologales, que son infundidas por Dios en sus criaturas y cardinales; en ninguna de ellas se puede encontrar un correlato psicológico

Dejando aparte la fe, que es el resultado de una obligada y ciega creencia incorporada en el proceso de educación en un determinado medio religioso, la esperanza es otra nueva muestra de lo que, pese a ser profusamente empleada y aconsejada, carece de traducción psicológica porque, habida cuenta de que la persona difícilmente alcanza su deseo, se tendrá que admitir que es solamente un insatisfecho anhelo, así que lo positivo en la vida del ser es la desesperanza. Consecuentemente, solo después de haber atravesado sucesivos niveles de angustia sin sucumbir, tal como comenta Schopenhauer, es posible el logro de la paz interna, del bienestar que se instala en la persona como consecuencia de la negación de la *voluntad de vivir*, lo que apenas se diferencia de lo propugnado por el estoicismo. Ambas orientaciones difieren de la visión psicológica en que, para ésta, es la riada de la vida la que arrastra a esa meta, caso de ser alcanzada. Por el contrario, en el seguimiento de las directrices del estoicismo hasta alcanzar la total renuncia a la satisfacción de los deseos, tanto como en el logro de la negación de la voluntad de vivir, en nada intervienen ni la razón ni la enigmática voluntad. Para el enfoque psicológico es únicamente el azar el que, a través de las iniciales condiciones, determina el grado de convivencia con la desesperación.

Lo mismo se dirá de los llamados vicios y su falta de significación psicológica. Por ejemplo, sin la existencia del egoísmo, entendido como facultad instintiva de ocuparse de la supervivencia, material y espiritual, el ser perecería. Para el entendimiento psicológico el egoísmo es, aparte de inseparable del ser, su protector. Diferente es cuanto ocurre en el terreno de la moral social que lo entiende como la encarnación de mal.

Es desacertado referirse a una persona como de iracunda, porque, al hacerlo, se generaliza lo que solamente es un rasgo circunstancial, como sería la cólera que invade a una persona en un determinado momento. Igualmente, desatinado es afirmar que alguien es vengativo porque tampoco en este caso se hace referencia a la esencia de la persona sino a su circunstancia, porque, la venganza, otra pulsión que goza de mal cartel pero que, se quiera que no, es sencillamente la instintiva respuesta al ultraje recibido mediante cuya descarga, pronta o diferida, el aparato psíquico logra un cierto alivio.

Todos estos comentarios quedan resumidos en la reflexión de que, tanto las llamadas virtudes teologales, como las cardinales, prudencia, justicia, fortaleza y templanza, no son capacidades que la persona pueda voluntariamente ejercitar, porque éstas son el producto de la interacción de factores ajenos a su decisión. Se dirá que es esta una visión pesimista de la existencia y la negación de cualquier protagonismo de la persona, pero mediar en este debate no es el objeto de estos comentarios. Además, volveríamos a estar en el mismo círculo en el que el ser pesimista u optimista no es opción alguna; la vida, finalmente es una mezcla de ilusión y desánimo. No se olvide que todo aquí está referido a la vertiente psicológica del conocimiento y en su nombre no pueden ser confundidos los deseos y las realidades, lo que nos gustaría y lo que nos incomoda.

Probablemente, la ofensa más injusta es equiparar mentira y maldad por cuanto quien se ve forzado a mentir no hace sino pagar el tributo que impone el dominante al subordinado. Es por ello que la mentira es más una necesidad ineludible que una transgresión moral; es el resultado de la intransigencia de quien se depende. Porque, si ciertamente la persona fuera libre nunca aceptaría la sobrecarga que para el aparato psíquico conlleva la mentira ya que obliga a recordar los datos de la omisión para no ser sorprendido en contradicción. La mentira es, en definitiva, un daño para la instancia psíquica del yo porque cuando se miente, se ha de tener cuidado en recordar los datos falseados lo que, a su vez, requiere el secuestro de una cantidad de memoria que queda, así, escamoteada al torrente de libre disposición. La mentira tiene lugar, no porque la persona sea moralmente dudosa, sino siempre que la verdad choque con temores insuperables. Por tanto, ¿dónde estaría el beneficio de la transgresión que mereciera nuestra condena?

Desde luego que la mentira nunca se produciría sin la existencia de una censura de imposible evitación, como tampoco habrían tenido lugar las carnestolendas si las costumbres hubieran sido más permisivas a lo largo del año.

5.7. Urbanismo y Vivienda

La Psicología, en tanto aspira a ofrecer un entendimiento de la persona como condición previa al establecimiento de una armonía interior, ha de tener en cuenta, además, los condicionantes ambientales que rodean su desarrollo; de otro modo su valor sería escaso.

Tiempo atrás, nuestros representantes políticos determinaron que la construcción vertical era la mejor opción para el desarrollo de nuestras ciudades lo cual, aún teniendo sus ventajas, parece el modelo menos apropiado para el favorable desarrollo de la familia ya que el enclaustramiento, la frecuente ausencia de horizonte visual y la cicatería del espacio hacen del hábitat un medio ideal para que las lógicas tensiones de la convivencia reboten entre sus cercanas paredes sin hallar desagüe. Disponiendo de tanto espacio, ya es triste que la sociedad haya encontrado este subterfugio, más conveniente para el abuso y la corrupción en la adjudicación del terreno edificable que para el desarrollo de la niñez.

El marco físico del hogar es el espacio en el que discurre la mayor parte de la vida de la persona, desde la infancia hasta el final de la existencia y, sin embargo, nuestros arquitectos y urbanistas diseñan las viviendas y las ciudades a espalda de estas consideraciones. Por fortuna, el avance tecnológico permite que los hogares puedan estar emancipados de unos rigores ambientales que, en el pasado, aconsejaron la construcción de edificios apretujados. Tampoco la distancia es el obstáculo de entonces. No hay razón, por tanto, para continuar en la misma senda.

La amplitud de espacios es determinante en el desarrollo de la persona; basta fijarse en el júbilo con el que los niños y los cachorros de perro contemplan los preparativos previos a salir a la calle. Holgura de horizontes y buen aislamiento térmico y acústico son aspectos físicos de la vivienda cuya importancia resulta ocioso glosar.

También merece atención la importancia que tiene que, llegada la senectud, la persona no haya de cambiar de casa y pueda estar arropada por los mismos puntos de referencia que enmarcaron los días de su existencia porque, perdidos esos puntos de orientación, la confusión se precipita vertiginosamente.

5.8. La Salud

La preocupación por la salvación eterna, que hasta hace pocas fechas reclamó tantos sacrificios y afanes, ha sido actualmente reemplazada por el meticuloso cuidado de la salud que demanda no menos vigilancia y solicitud. Los desvelos que antaño se destinaban a la salvación de las almas encuentran hoy su correspondencia en el empeño por mantener la salud. La reducción de la estancia en el purgatorio, que se conseguía mediante la acumulación de indulgencias, encuentra hoy su réplica en las repetidas exploraciones, análisis y prescripciones. Igualmente, las catedrales y parroquias tienen sus sustitutos en los gigantescos hospitales y dispensarios y también el santoral tiene su réplica en los innumerables días destinados a (¿celebrar?) las diferentes enfermedades. Así, contamos con el día del cáncer, el día del corazón, de la diabetes, etc.

La misma diligencia que se dispensara en la conquista de la salvación eterna, se despliega, en nuestros días, en el logro de un estado saludable. Y al igual que en la persecución de aquel propósito no cabía desfallecimiento ni vacilación, ya que la salvación podría perderse con el menor despiste, con la misma atención ha de procederse en lo concerniente a la salud, porque quienes vacilen en la estricta observancia del minucioso catálogo de las pautas conducentes a alcanzar una vida saludable, podrían ser precipitados al infierno de la enfermedad.

Así, el odontólogo reclama una limpieza diaria de no menos de diez minutos; el proctólogo una revisión bianual, cuando menos; el ginecólogo aconseja una exploración periódica de las mamas; el otorrino solicita la inspección regular del aparato de audición; el oftalmólogo, por su parte, el de la visión; el urólogo no renuncia a su asignación y amenaza con la obligatoriedad de un periódico examen de próstata, a partir de una determinada edad; el osteópata aconseja el rastreo del aparato locomotor y medición de la masa ósea

Tampoco el interista quiere verse rezagado en esta frenética carrera y periódicamente recuerda la obligatoriedad de medir los niveles de glucosa, transaminasas, ácido fólico, etc. Particularmente intensa ha venido siendo la campaña de contención de los niveles de colesterol que en principio era, sin excepción perverso, hasta que algún bondadoso investigador rescató del purgatorio una modalidad de colesterol buena e, incluso, llegó a afirmar que la arteriosclerosis es independiente de la acumulación de colesterol en sangre. Vaya usted a saber, porque herejes siempre los hubo. Lo que es seguro es que la medición de un sinfín de parámetros propicia que el desvelo por la salud sea casi una verdadera enfermedad.

El cumplimiento de este nuevo afán se ha beneficiado de la masiva deserción de los templos y el acomodo en nuevos lugares de culto, como ambulatorios y hospitales, con serio quebranto para las arcas públicas que caminan inexorablemente hacia la ruina. Pero, como ya aconteciera con lo religioso, aquí el apasionamiento sofoca toda posible crítica.

Y así, en este nuevo culto, se producen curiosos fenómenos tales como la creciente opinión que ha llevado a considerar al sol, nuestro ancestral dador de vida y luz, uno de los taimados enemigos de la humanidad y del que hay que defenderse con un sinfín de cremas, porque el dermatólogo advierte del advenimiento de terribles males para quienes osen recibirlo sin la aconsejada protección. Así, contemplamos cómo en las piscinas y playas, niños y mayores se enfrentan al sol cubiertos de vestidos.

A diario aparecen en los periódicos, casi siempre procedentes de América, noticias acerca de sorprendentes descubrimientos que prometen un inminente retorno a la juventud. La presentación de nuevos preparados que detienen el paso del tiempo (productos anti-envejecimiento) invaden los espacios publicitarios. Gotas para los ojos, cremas para el dolor muscular, colágeno para evitar el desgaste de las articulaciones y un sinfín de remedios que, de seguirlos, ocuparían las veinticuatro horas del día, dejando a la persona sin tiempo para vivir. Y es que, como no podía ser de otra manera, tenemos la ingenuidad de los niños y creemos que "de lo que se come se cría". Y es en virtud de esta creencia que los tiburones están abocados a la parálisis ya que el consumo de su cartílago está llamado a paliar los efectos de la edad. La práctica regular del deporte se ha convertido en una obsesiva penitencia. Y, en este contexto, la vida de las personas discurre enmarcada por un sin número de advertencias exentas de crítica. Así, pese a que nadie ha aportado prueba alguna, los fenómenos paranormales están aún vigentes como, también, continúan saliendo al mercado preparados para combatir la alopecia.

El mantenimiento de la salud exige, además, un atento cuidado de la alimentación y, paralelamente a lo ocurrido con el sexo, también es necesario "aprender a alimentarse" para cuya enseñanza ha aparecido la figura del nutricionista, al tiempo que en la televisión hacen furor los programas "masterchef", que muestran el incesante manosear de los alimentos hasta disponerlos en formas sorprendentes, probablemente destinadas más al agrado de la vista que al del paladar.

El naturismo y sus derivados, como el *veganismo*, predican la vuelta a los tiempos en los que las plagas se nutrían de los escasos alimentos. Y es que, como históricamente ha venido ocurriendo, asimilar la abundancia es asignatura poco menos que imposible, lo mismo que digerir el éxito. Vivimos en permanente protesta contra el progreso logrado desde las cavernas y en alborotada exaltación de las inexplicables bondades de tiempos lejanos, cuando la persona estuvo expuesta a condiciones tan críticas, a la incertidumbre de salir de la cueva sin garantías de vuelta, a los rigores de la intemperie, a las plagas y al hambre. Pero, según parece, la plétora de alimentos de nuestros supermercados está revitalizando el sempiterno sentimiento de culpa, porque solamente así puede entenderse el culto por la ecología, el naturismo, el veganismo y tantos otros movimientos que comparten la añoranza de un pasado aterrador.

Ante tanta confusión, la pregunta oportuna es la de si vale la pena el mantenimiento de la salud a tan alto coste.

Una de las hipótesis para explicar este estado de cosas es la de que el ser humano, cansado de su insignificancia, reaccione con la altanería proporcional a la sumisión sufrida durante milenios y haya llegado a creerse dominador del funcionamiento de la vida y de las leyes que rigen la marcha de nuestro planeta y, así, comience a soñar con dominar el universo. Puede ser que, sobre esa soberbia, se crea con derecho a dictar, como antaño lo hicieran los párrocos, las normas que gobiernen el funcionamiento de la vida individual.

Así, la permanencia en la juventud y la lozanía reclaman grandes esfuerzos. Al inicio de las navidades, los espacios de la televisión se pueblan de anuncios de productos cosméticos que nos devuelven a la juventud. Pocos comentarios merecen los miles de artilugios que evitarán las indeseables consecuencias del paso de los días, como los destinados a resolver el problema de las "piernas cansadas" de la tercera edad, quienes terminan exhaustos tras la realización de tortuosos ejercicios.

La pretensión de establecer un rigor en el ejercicio de la medicina, y en general en el de cualquier profesión, es tanto como tener una visión ingenua de las cosas, un desconocimiento de la multitud de factores y compromisos que rodean la existencia. A este respecto piénsese que de la misma forma que la función va modelando al órgano, éste reclama su función. Hace poco, en un disparatado artículo periodístico se culpaba a unos determinados laboratorios de "crear" enfermedades para procurar sus remedios correspondientes. Pero, pongamos un sencillo ejemplo: si se abre un centro de diagnóstico, equipado de costosísimo material, ¿quién no dudará de que la prescripción de determinadas pruebas, aparte del valor diagnóstico perseguido, pudiera guardar relación con la necesidad de amortizar tamaña inversión?

Si el paso de los días ha venido obstruyendo el canal por el que discurre el torrente de la religión, es consecuente pensar que sus aguas hayan buscado nuevos cauces y, en este sentido, puede ser que la medicina esté reemplazando su ancestral protagonismo, ya que el desamparo del ser en algún lugar habrá de encontrar alivio y, probablemente, el vigente culto a la salud sea el nuevo cauce.

El requisito necesario, no obstante, para que esta obsesiva devoción por la salud se haya instalado con tan fuerte enraizamiento, pasa por la asunción de que el estado natural de la persona es el de la enfermedad, como en el pasado la implorante súplica del perdón se basó en el convencimiento de que el pecado inundaba la vida entera.

Al amparo de esta exaltación por la salud, la llamada medicina preventiva está experimentando un auge inaudito y la sociedad corre con frenesí tras el agua bendita de exploraciones y fármacos que evitarán todos los males. El mismo curso que siguió la religión me temo que está recorriendo la medicina preventiva: primeramente se decidió que el colesterol era esencialmente nocivo para, al poco, rescatar una variedad buena, como ya se hiciera con los ángeles y los demonios.

Los espacios publicitarios de televisión se pueblan de anuncios que prometen mantener el apresto juvenil de la piel de forma tal que el tiempo pase de puntillas, sin dejar rastro alguno. También, la publicidad de un batallón de laxantes nos viene a decir que el movimiento intestinal reflejo ha perdido la memoria y ha de ser enseñado. En este marco de la insensata resistencia al inevitable envejecimiento, los laboratorios han puesto sus miras en un factor que indefectiblemente lo acompaña, cual es el deterioro de las articulaciones y así se está en disposición de decretar que el colágeno es la sustancia de la moderna comunión.

A la par que todos estos desatinos tienen lugar, la moderna inquisición confecciona un nuevo índice de productos prohibidos, entre los cuales figura, como una de las más perniciosas materias, el azúcar blanco. La leche está también en el punto de mira inquisitorial y a duras penas logra el nihil obstat, si previamente no ha sido desprendida de la nociva lactosa. Y así se quita la cafeína del café, la teína del té, y todos los alimentos serán finalmente light, hasta llegar a un día en que, incluso, queden excluidos los espermatozoides del fluido seminal.

He aquí la paradoja: de un lado, la soberbia y de otro, el pesimismo que impide el contento por lo conseguido. Hay documentales sobre la naturaleza, de soberbia realización, cuyas portentosas imágenes podríamos disfrutar en las formidables pantallas de nuestros televisores, de no ser por el triste y acusador final con el que indefectiblemente concluyen: *desgraciadamente la desmedida ambición de empresas sin escrúpulos está poniendo* -a la especie protagonista del documental, en cada caso- *al borde de la extinción.*

5.9. Catastrofismo y Arrogancia

El conjunto de miedos asociados a las modernas adquisiciones, como a las ondas de la telefonía móvil, los alimentos transgénicos, etc., son actualizaciones de los sempiternos temores que el género humano ha venido padeciendo ya desde sus orígenes. Estos recelos forman parte del paradójico comportamiento de la persona que, por una parte se reconoce indefensa y por otra, se siente con el poder necesario como para comprometer la supervivencia de nuestro planeta. Arrogante presunción la de pensar que el género humano pudiera destruir algo tan grandioso. En este escenario, los titulados ecologistas son el trasunto de los itinerantes predicadores del pasado reciente, prestos a alertar las conciencias y despertar culpabilidades ante la inminente de la llegada del fin del mundo.

Los innegables progresos en la industrialización, la comunicación y la robótica, por poner unos ejemplos, intimidan sobremanera al hombre y le obligan a cuestionarse si tras de lo que tiene tan prometedor aspecto no se esconderá una catástrofe. Disfrute y pecado continúan encadenados, impidiendo el goce de las ventajas que los tiempos han traído.

El incremento en la producción de alimentos, que debería tranquilizar a los habitantes de las sociedades más desarrolladas es, por el contrario, fuente de torturas, despertadas seguramente por el sentimiento de culpa implícito en la falsa creencia en una rebelión a la condena bíblica.

Si se cubren apreciables distancias en un cómodo habitáculo provisto de climatizador, audición de la música preferida y de un piloto que nos conduce certeramente a desconocidos destinos, se alertará una escondida voz que nos reprochará estar derritiendo el ártico; si, contemplando los exuberantes supermercados llenos de exóticos productos, la misma impertinente voz nos censurará estar esquilmando la tierra y nos conminará a abrazar el *"veganismo"*, el naturismo o cualquier suerte de sectas que prediquen la vuelta a la naturaleza, a las cavernas, a la intemperie, al Emilio, cuyo autor, por cierto, fue depositando a sus cinco hijos en un orfanato conforme iban naciendo.

Esta extemporánea conducta trae a mi recuerdo la sorprendente observación que escuché a mi querido maestro, el doctor Molina: *"el éxito es de muy difícil asimilación*". Al parecer, por muchos y espectaculares que sean las conquistas, siempre estará a la espalda del hombre, como una sombra contumaz, la voz que saca del regocijo y convierte el orgullo en la señal del advenimiento de un nuevo desastre. Todo progreso es el emisario de una tragedia fatal ante la que no habrá mejor amuleto que la penitencia y la renuncia, puesto que el género humano tiene metido en su alma que los males de la tierra serán siempre debidos a su mal comportamiento.

La ignorancia, el fanatismo y la arrogancia parecen haberse aliado para ensombrecer el contento humano por sus conquistas. A cada paso se revuelve la nunca dormida conciencia que afea todas nuestras acciones y nos hace sentir culpables de toda beneficiosa modificación. Al punto llega su irritabilidad, que, ¡pobres de nosotros!, se nos hace reos de una hipotética destrucción del planeta por lo que convoca al arrepentimiento, a la vuelta a las cuevas y a la solemne cruzada para salvar a un planeta que, indigentes de nosotros, ¡solamente en sueños podríamos poner en peligro!

Esta inusitada prepotencia asomó en ocasión del descubrimiento de una supuesta gatera surgida en la capa de ozono. Y, pese a que hace apenas dos días que el ojo humano ha contemplado la tierra desde el espacio exterior, no es obstáculo para urdir cuantas conjeturas podían calmar este espíritu agorero y así, los cándidos compuestos clorofluorocarbonados, comenzaron a nutrir el catálogo de los agentes maléficos.

Pero nada nuevo hay aquí porque a lo largo de la historia cada infrecuente fenómeno ha sido interpretado como el preludio del fin del mundo al que. el celebrado Nostradamus puso fecha, como también lo hicieran los Mayas aunque éstos, al haber establecido un plazo más cercano, han caído en el descrédito.

La altivez de nuestros días, que campa a sus anchas sin el menor atisbo de sentido del ridículo, acusa de *"estar cargándonos el planeta"* y, consecuentemente a esta acusación, el nacimiento del movimiento "progresista" que nos ofrece la redención, invitándonos a *"salvar el planeta"*. Y en estas estamos.

Los pecados contra el ambiente han sustituido a los ancestrales de la carne. El llamado efecto invernadero, que no se sabe bien si concluirá con la congelación del planeta o con el aumento de temperatura que deshiele las masas polares y provoque la inmersión de extensas zonas terrestres, es una de las frases que repetimos como papanatas.

5.10. La Historia

Los ensayos sobre historia adolecen de los vicios propios de la Psicología y Filosofía, porque la mayor parte de ellos tratan de acomodar los hechos a los deseos, algo así como unas conclusiones a la carta. Los hechos difícilmente son tenidos en cuenta como tales, en su fatal realidad, sino que siempre hay la, más o menos, encubierta insinuación de que las consecuencias pudieron haber sido diferentes a como se han presentado con tan solo la variación de alguna pequeña circunstancia. Es frecuente escuchar que la aparición de tal o cual personaje cambió el rumbo de la historia, cuando parece más atinado pensar que también la aparición del tal personaje fue, a su vez, la consecuencia de unas condiciones latentes, de la misma forma que en un momento determinado el agua se solidifica debido a los previos descensos de temperatura, no por su exposición al frío en el último minuto o como quien, ebrio, atribuye su estado a la última copa.

Como sucede en cualquier disciplina en que la finalidad perseguida es el entendimiento, también los hechos de la historia, nos guste o no, son inamovibles, por lo que no viene a cuento dolerse porque un general perdiera una batalla o porque Aníbal, a las mismas puertas de Roma, no se decidiera a tomarla. Tratar de que los datos se acomoden a una determinada ideología es un extravío profusamente extendido en nuestros días. No, la Historia sigue un curso que escapa a todas nuestras previsiones y simpatías y, como ocurre en Psicología, su estudio puede ayudar a entender el pasado pero no a prever el futuro, ni siquiera a vaticinar qué rumbo sería el más acertado.

Como se ha comentado, los estudios de historia guardan un claro paralelismo con la práctica psiquiátrica. A la consulta acuden personas exponiendo unos hechos, inamovibles por definición, que constituyen la razón de la propia consulta. No obstante, con excesiva frecuencia ocurre aquí como con la exposición de los hechos históricos, que difícilmente son aceptados como tales, siendo frecuentemente rechazados con la misma pueril argumentación de que si fulanito o menganito no hubieran obrado de esta forma la historia habría cambiado de curso y no se habrían deducido las deplorables consecuencias. Empero, estos infantiles arrebatos, impropios de cualquier ejercicio intelectual, nada tienen que ver con el estudio de la historia, que está movida por el inabarcable compendio de las pasiones de sus personajes, cuya finalidad, si alguna, escapa al entendimiento humano.

5.11. Psicología y Filosofía

La equiparación de los términos ser y estar, frecuente motivo de confusión, hace fracasar todo entendimiento de la persona que, en definitiva, es la exclusiva finalidad de la Psicología.

En la comunicación coloquial, la aplicación a una persona de un determinado calificativo moral, puede deberse a un tolerable desahogo y carecer, por tanto, de mayor trascendencia, como tampoco la tendrían las faltas de ortografía en un apunte destinado a la papelera; pero cuando se trata de presentarlo a un examen o, en su caso a entender una situación personal, la incorrección puede ser llamativa.

El término *ser* está referido siempre a la esencia de la persona y, por el contrario, el término *estar* al conjunto resultante de la acción modeladora de las circunstancias. Cuando se afirma que Ángel es ordenado hablamos indebidamente ya que se le adjudica una cualidad que en absoluto compete a la esencia de su persona y sí a sus circunstancias, ya que, en lo concerniente al ser, todos venimos de igual forma al mundo: desnudos de ropaje material y espiritual. Tan es así que muchos pensadores, considerando insuficiente la referencia al ser como una entidad individual, se han visto en la necesidad de incluir en el ser otros aditamentos. Tal es el caso de la escuela existencialista que al hablar del ser lo hace como de un ente inseparablemente unido al mundo, trayendo como resultado la definición del ser como la síntesis *del ser en el mundo con otros*. De manera similar lo hace nuestro insigne pensador Ortega y Gasset en su elocuente manifestación: *yo soy yo y mis circunstancias*, manifestando con ello la idea de que somos algo más que seres individuales, somos seres vivos en continua modelación por el influjo de los otros y del ambiente, factor que explicará finalmente las características peculiares del estar del ser en el mundo.

En principio, el ser no es más que un equipamiento instintivo en búsqueda de satisfacer la necesidad y en ese afán no hay distinción alguna entre unos y otros; es la desigual manera en que las circunstancias particulares inciden en el proceso de crecimiento de donde se deducirá la particular postura de su estar. Las circunstancias se comportan semejantemente a como lo hace el director teatral antes de comenzar los ensayos de una nueva obra: repartiendo los papeles de la misma. Por ello, no es idea original la equiparación de la vida con una gran representación teatral en la que cada uno escenifica el papel adjudicado. En el caso del director teatral hay una cierta decisión en el reparto; no así en los actores para quienes el papel viene impuesto.

Esta falta de discernimiento entre ambos conceptos es origen de malentendidos, cuando no de reproches e incluso insultos, como los que pueden recibir los clientes de ciertos psiquiatras obcecados en la obtención de resultados inmediatos mediante el empleo de directrices y consejos. Obrando así, no es extraño que ya en la tercera visita les hagan responsables de una evolución por debajo de sus expectativas. Tomemos el ejemplo, muy frecuente, en el que una persona vuelve a casa, una y otra vez, para asegurarse de que la llave del gas ha quedado convenientemente cerrada ¿Acaso piensa el psiquiatra que la persona que sufre semejante suplicio no es conocedora de la irracionalidad de su proceder, como para recibir instrucciones acerca de cómo ha de cerrar la llave? En este caso mejor le iría dejándose aconsejar por un cerrajero; al menos no resultaría ni confundida ni censurada. Pues así suele suceder siempre que no se cae en la cuenta de que el cliente acude para entender el enigma que subyace en tan tortuoso ir y volver y que es la simplificación de temores más extensos, que abarcan la vida entera del individuo.

Si la Psiquiatría aspira a ser una ciencia, ha de despojarse del espíritu modificador, de ese malentendido sentido práctico que, en todo caso, sería apropiado para la profesión de mecánico. Por lo demás, la Psiquiatría es una disciplina llena de sencillez, contrariamente a la idea que de ella se tiene. Solamente ha de sujetarse al propósito del entendimiento a través de la deducción, extrayendo las consecuencias de unos hechos propuestos mediante la formulación de sencillas hipótesis; todo lo demás es palabrería, banalidad, presunción, arrogancia o afán de dominio, todo lo que se quiera menos un proceder científico. Y para ello hay que comenzar por el principio: escuchar el relato de quien acude, que en modo alguno lo hace en la sola búsqueda de consejos o pautas para evitar aquello que le hace sufrir; lo hace únicamente movido por la esperanza de encontrar a alguien con quien pueda descifrar el enigma que encierra el aparente sinsentido de cuanto le ocasiona desazón.

En todo caso, puede que estemos en los inicios de una etapa en la que la Psiquiatría opte definitivamente por la vía del conocimiento, desentrañando el rico contenido simbólico de los síntomas espirituales, dejando para otras especialidades las explicaciones orgánicas y apartándose, también, de la tradicional y huera ampulosidad retórica. A este respecto acude a mi memoria la actuación de un celebrado profesor cuyas sesiones clínicas transcurrían preguntando a los alumnos acerca del diagnóstico de caso clínico expuesto, a la vez que ponía objeciones a cuantas opiniones respondían a sus incesantes interpelaciones. Algo debió haber oído acerca del procedimiento empleado por Sócrates, la Mayéutica, aunque a diferencia del insigne filósofo, no pretendía que el alumnado diera por sí mismo con la solución, sino poner de relieve su supuesta sapiencia. En fin, era la sencilla estratagema de tomar un detalle por el todo, como quien poniendo los dedos sobre el teclado del piano invitara a pensar que es un consumado pianista.

5.12. Errores Frecuentes de la Terminología Psiquiátrica

No perdiendo de vista el carácter procesal de la vida, entenderemos que muchas de las expresiones utilizadas en el ámbito de la Psicología carecen de significación lógica. Por ejemplo, recuperarse es vocablo inexacto ya que se refiere a la vuelta a un estado anterior, como si se tratara de un proceso gripal. Los sufrimientos espirituales vienen de siempre, únicamente se pueden manifestar de forma más abierta para la observación externa, pero no para quien los padece.

De la misma forma ha de entenderse que el empleo de la expresión rehabilitar, aparte de ser en sí misma inadecuada, de más propia aplicación a conductas que tras un periodo de desvarío vuelven al redil de la convivencia social, no traduce ninguna realidad psicológica porque el enfoque aquí es ético pero nada añade al entendimiento psicológico.

Así mismo, en las situaciones en las que la persona ha interrumpido un periodo de dependencia, lo único que ha cambiado es el exterior porque en lo referente a la situación básica que condujo a buscar alivio en otra realidad más tolerable, permanece intacta, a no ser que se haya vivido extraordinarias experiencias compensatorias.

Otro reproche que se puede hacer al actual ejercicio de la Psicología es la orientación mecanicista aplicada al hacer "terapéutico". Así, con frecuencia se aconseja al cliente el desarrollo de *estrategias y habilidades* encaminadas a afrontar el mal que lo aqueja lo que, aparte de ser un insulto a su inteligencia, es un encargo inútil, como sucede con todos los consejos.

Vivimos en la epidemia de los *"másteres"* y ya no sorprende que los haya programados para los más variopintos destinos, como los titulados *"máster universitario en gestión familiar"* o el *"peritaje en gestión de duelos"*. En fin, todo es tratado como si de una guerra o de una táctica policiaca se tratara.

Convendremos que muchas de las explicaciones psicológicas son aceptadas sin reparar en los graves disparates de sus proposiciones; tal vez la necesidad es responsable de la ausencia de crítica, como antaño sucediera con los sermones religiosos. No es infrecuente oír de boca de psicólogos afirmaciones tan peregrinas como que el padecimiento del cliente es debido a la *sobreprotección* de los padres, sin crítica alguna acerca de que la protección nunca puede ser excesiva, porque cuando así lo pareciera tendríamos que hablar de egoísmo al no permitir que la otra persona viva las propias experiencias que la vida traiga.

5.13. La Función de la Fantasía

En el ámbito de los sufrimientos espirituales se sigue considerando a la fantasía como un huésped ocioso, solamente útil para ocasionar quebrantos en las personas que a ella se abandonan. Desde este punto de vista hay que aceptar que aún nos hallamos bajo el influjo de las corrientes religiosas que contemplan la vida como una delicada travesía a merced de múltiples tentaciones de devastadores efectos entre los que, por su extraordinaria virulencia, destaca el ocio. Así, no es infrecuente que, partiendo de la observación de que en muchos padecimientos espirituales hay una exacerbación de la capacidad imaginativa, se impute a ésta su creación, ignorando que solo es su inevitable consecuencia. Combatir así la fantasía, que no es sino escudo y alivio del insoportable tormento de la existencia, es como tomar el rábano por las hojas, el resultado por el origen. Lo que es misión del Psicólogo es la búsqueda de la coherencia que hay tras la creación fantástica.

Idéntica función protectora tiene la producción onírica. Así, cuando la madre, a quien se le suicida el hijo, tras un interminable rosario de violentos incidentes que concluyeron con su expulsión del hogar, sueña que vuelve, que llama a la puerta, que la intenta abrir con una llave distinta, hasta que ella llena de gozo le franquea la entrada, al tiempo que le saludaba cariñosamente y le acoge con una solicitud nunca antes manifestada, lleva a cabo el más profundo de sus deseos.

La fantasía tiene, pues, un fundamento y una innegable utilidad. De los irrepetibles tiempos de "Peña Retama" recuerdo cómo la obstinada persecución argumental a un desarrollo delirante concluyó en un intento de suicidio.

En definitiva, la Psicología y la Psiquiatría deberían entender que no se sufre por exceso de producción de la fantasía sino que ésta es el refugio donde la persona busca cobijo, como busca el puerto el velero azotado por la tempestad. De no variar el presente estado de cosas se podrá afirmar que, si bien las concepciones psiquiátricas están impregnadas del espíritu religioso, de la tentación y el pecado, las llamadas terapias basadas en la admonición y el consejo lo están, a su vez, del anhelo por el milagro.

La finalidad de la fantasía es la de atender a los intereses del individuo, sirviendo de contrapeso a la frustración inherente al estado de indefensión del ser vivo, rasgo característico de la existencia. Merced a la fantasía consciente la persona es capaz de modificar el mundo, de vivir nuevas vidas, encarnar personajes de ficción, recrear situaciones confortables y anticipar otras temidas, aliviando así el insoportable peso de la desprotección. En este dilema, los sueños y las fantasías son al aparato psíquico lo que las vitaminas al cuerpo: elementos imprescindibles para su más adecuado funcionamiento.

De aquí se deriva la lógica crítica hacia un determinado proceder asistencial, psiquiátrico y psicológico, basado en el empeño de combatir, a cualquier precio y sin respiro, la producción de la fantasía como promotora de las más indeseables manifestaciones mentales, en vez de la obligada dedicación a desentrañar su significado. En este punto me siento como uno más entre los herejes, opuesto a tan extendido empeño.

La Psiquiatría que, como disciplina práctica, se ocupa de la indebidamente llamada enfermedad psíquica y que aspira a corregir sus manifestaciones, los síntomas, sin antes haber alcanzado un entendimiento de los mismos, tiende a pregonar que la función imaginativa es lo que la mugre al foco infeccioso. Así, conducidos de la mano de los relatos delirantes ofrecidos por las personas que han padecido brotes psicóticos agudos, se tendría la tentación de creer que la creación fantástica es a la persona propensa lo que la proximidad de la heroína al toxicómano. Se piensa que cuadros, como la esquizofrenia, los brotes psicóticos agudos, los estados obsesivos, etc., están propiciados por la abusiva complacencia en la producción fantástica, que inexorablemente conduciría a su adicción. A esta conclusión se llega confundiendo las causas con los efectos y a éstos con aquellas. No se produciría semejante error si de vez en cuando nos detuviéramos a considerar que el refugio en la fantasía es el natural contrapeso de una vida fundamentalmente dominada por la incertidumbre, o sus referentes: la indefensión y el temor. Porque la existencia es un enorme mercado en el que sólo ocasionalmente llevamos a cabo una transacción satisfactoria y que, cuando excepcionalmente esto tiene lugar, sus efectos son tan efímeros que, ante tan sombrío panorama, es obligado el recurso a la creación fantástica, al refugio en la imaginación. Pudiera ser que la fantasía fuera la única forma de libertad que conoce el individuo. Es por ello que, en lo que compete al conocimiento psicológico, lo concerniente a la finalidad de la función imaginativa es lo que más interés debería merecer.

5.14. La Memoria

Empujando a la memoria, la capacidad de almacenar y rescatar información, está el interés que puede ser espontaneo o forzado. Las imágenes, sean mentales, visuales o auditivas se van almacenando en el soporte físico del tejido nervioso de capacidad, aunque inmensa, limitada. No parece confirmarse la sentencia de que el saber no ocupa lugar; posiblemente para guardar unos datos debamos desprendernos de otros.

Hay una porción de memoria dispuesta a ser rescatada a voluntad, memoria que podríamos llamar de libre acceso, y otra que no está a nuestra disposición pero que puede mostrar su contenido en el momento menos esperado.

La grabación de las escenas que van a nutrir el caudal de los recuerdos será tanto más firme con cuanta más carga emocional y más tempranamente hayan sido vividas y con más justeza pertenezcan al ser de uno mismo, a los intereses personales.

Sucede con frecuencia que en las quejas por la pérdida de memoria lo que falla es la existencia de un verdadero interés en recordar por más que, conscientemente, la persona esté convencida de lo contrario. Por eso, cuando alguien se lamenta por estar perdiendo memoria, se ha de tener en cuenta que la memoria no se pierde, sencillamente el rescate de la misma puede no estar disponible en el momento deseado.

Recorriendo cuidadosamente las páginas de la vida de las personas que, al decir de muchos frívolos pensadores, desembocan en distintas formas de sufrimiento espiritual en las que lo llamativo es la dificultad de recordar, se tiene la impresión de que se trata de seres que simplemente han pasado la vida satisfaciendo ambiciones ajenas, siendo meras encarnaciones de aspiraciones extrañas, portavoces de otros anhelos; sirviendo, en fin, a propósitos foráneos. Son personas a las que, ni siguiera, la vida ha autorizado a acercarse al cuidado de ellas mismas, de forma tal que la etapa final de sus vidas les sorprende sin patrimonio alguno con el que entretener sus pensamientos ya que los recuerdos, aún siendo propios, están igualmente impregnados de esa falta de protagonismo. La vida de estas personas es equiparable al viaje que se hace en medio de la desgana y el torpor, que apenas dejará recuerdos. En todo caso, Cuando alguien se queja de estar perdiendo memoria se delata en el momento mismo de recordar lo que echa en falta. Esta queja es frecuente en los comienzos de la senectud, cuando la vida ya no ofrece novedad alguna.

La intensidad de la fijación de los recuerdos guarda relación con el grado de interés con que los sucesivos acontecimientos han sido vividos y este, a su vez, será directamente proporcional al grado de protagonismo tenido en ellos. La presencia de la persona en los episodios de su vida es la condición necesaria para satisfacer su natural curiosidad y para poder incorporar los valiosos elementos al patrimonio personal que formarán un tesoro para cuando, en el último tramo de la vida, las novedades escaseen y se intensifique el diálogo al que hace referencia Antonio Machado cuando escribe: *"converso con el hombre que siempre va conmigo"*. Solamente así se dispondrá de un interlocutor amigo.

Es más que probable que si la persona fuera actor protagonista de los pasajes de su vida no sería posible sufrir el cuadro bautizado por Alzheimer como, tampoco, se produciría la pérdida de memoria, porque en relación a ésta el organismo se comporta de manera similar a como lo hace la computadora con el disco duro. La información se va guardando, sin pérdida, lista para ser rescatada a solicitud. Ningún recuerdo se pierde, solo lo hace el interés.

Se atribuye al cuadro de Alzheimer, amén de las manifestaciones conductuales propias de la demencia, la pérdida de la memoria de hechos recientes, queja frecuentemente expresada, también, por otras personas en ausencia de alteración alguna. Se ha de tener en cuenta que de forma natural el ciclo de la vida, tanto en la vertiente física como en la psíquica, está gobernado sucesivamente por los procesos de asimilación y catabolismo. En ello es comparable a la curva descrita por un objeto lanzado al espacio, que asciende hasta que, perdida la fuerza del impulso inicial, desde el cenit, iniciar una irremediable caída hasta topar con el suelo.

La combinación de estos dos factores: el anabolismo, que rige la primera parte de la vida, y el catabolismo subsiguiente, junto con la intensidad de la participación de la persona en sus experiencias, serviría para no tener que recurrir a la búsqueda de alteraciones neurológicas como la atrofia neuronal o la existencia de placas seniles a la hora de explicar la etiología de la enfermedad de Alzheimer que, en realidad, participa del mismo curso que el envejecimiento general en el que el interés por el mundo circundante va decayendo, día tras día, aunque aquí, además de ser anterior a las primeras manifestaciones neurológicas, está precedido de un curso vital más precario que en la generalidad de las personas.

Si reparamos en los cuadros obsesivos, al poco, caeremos en la cuenta que todos hemos tenido algún episodio similar aunque su duración e intensidad hayan sido de menor grado, lo que permite la deducción de que todos, en mayor o menor medida, participamos de un acontecer universal. Sucedería lo mismo que en otras manifestaciones psicológicas tales como los delirios. Quienquiera que escuche un relato delirante y tenga un mínimo grado de empatía relacionará fácilmente la incongruencia de la narración con el contenido manifiesto de los sueños; tal es la semejanza, que se conoce al delirio como el sueño de las personas despiertas.

En mi opinión, el cuadro de Alzheimer es una modalidad de existencia, es la consecuencia de una vida transcurrida en la desatención a los intereses propios por lo que, una vez manifiesto, no es posible ni la alteración de su curso ni, mucho menos, el hallazgo de fármacos curativos ya que hay algo que es absolutamente refractario a cualquier modificación y ese algo es el pasado. Hay una fecha, en el santoral de la salud, dedicada a la enfermedad de Alzheimer, no se sabe bien si es para celebrar su presencia o para luchar contra ella. El atrevimiento llega al punto de hablar de prevención, pero su desaparición no se producirá por descubrimiento farmacológico alguno sino, como todo, porque el avance de las condiciones de vida haga imposible su existencia. En cualquier caso ya hay en el mercado fármacos que prometen la restitución de la pérdida de memoria o la contención de su descenso

Siempre me he preguntado si es humanitario el sometimiento de estos desventurados seres a los tortuosos ejercicios de introducir un aro en un círculo de su mismo color o el cuadradito en su casilla correspondiente. Tal vez no haya contestación a esta pregunta y la única respuesta esté, como siempre, en la imposición de la propia vida cuyas leyes desconocemos. En todo caso, como en el asunto de la "desinquietud", cualquier movimiento habrá que hacer, todo menos quedarse cruzado de brazos.

Hay quien cree ver en los condicionantes de la vocación un móvil para cada elección. Así, jocosamente, se comenta, acerca de la vocación médica, que las personas que portan un inconsciente rasgo de sadismo optan por las especialidades quirúrgicas; que quienes una tendencia hacia la curiosidad sexual desembocaría en la especialidad ginecológica; las especialidades de Psiquiatría y Psicología estarían reservadas a aquellas personas que buscan "curarse" a sí mismas, y así. Y, finalmente, todas aquellas provistas de una incontenible pasión por el poder, ya se sabe que camino tomarían, aunque si lo dudan, les diré que, ya de adolescentes, se afiliarían en las juventudes de un partido político.

5.15. La Soledad

Está muy extendida la idea de que la falta de compañía y la soledad son una misma cosa, y puede que para cualquier observador sea así, pero en términos psicológicos el concepto de soledad tiene otra significación distinta.

Veamos, aun en ausencia de un interlocutor, la persona sostiene un permanente diálogo con la instancia interna que hemos dado en llamar superego o conciencia moral, un diálogo particularmente manifiesto en la hora del descanso, cuando, sobre la almohada, se lleva a cabo el recuento de las acciones del día que acaban prolongándose en los recuerdos de épocas pasadas, hasta tanto el sueño invade la actividad consciente.

Esta íntima conversación puede ser tan variada como diversos sean los ingredientes presentes en la formación de la conciencia moral. Así se explica el hecho de que en unos casos esta conversación esté presidida por la amistad y en otros, en cambio, por la incesante interpelación y desprecio, en gradaciones interminables. Pues bien, en un sentido psicológico, la soledad es la falta de compañía o la mala compañía de uno para consigo mismo.

Quienes tengan por verdad que la soledad es el estado de la persona carente de otras a su alrededor, tengan en cuenta que en soledad se llega y en su compañía se anda por los páramos de la vida hasta que con ella se alcanza la posada del último sueño. La soledad es siempre nuestra compañía. No hay dolor o pesar que otros puedan sufrir por nosotros, ni alegrías que puedan ser compartidas con la intensidad propia.

De lo dicho se desprende que, para la Psicología, el término bienestar que, en modo alguno, hace referencia a las condiciones ambientales presentes, ha de entenderse como un "estar bien con uno mismo", en ausencia de conflictos internos o como un estado de relación cordial entre las instancias psíquicas del ego y superego. Por eso, es una barbaridad deducir que debido a cambios ambientales una persona puede padecer un sufrimiento mental susceptible de atención psiquiátrica. Es preciso distinguir las alteraciones ambientales de los padecimientos a que nos hemos venido refiriendo. Una cosa es no estar en paz con uno mismo y otra muy distinta es la de padecer las consecuencias de una catástrofe, como la pérdida de un ser querido. Alcanzar este bienestar no es consecuencia de esfuerzo voluntario ni seguimiento de pauta alguna; es algo heredado como un bien inmaterial desde los umbrales de la vida.

La posesión de este bienestar se proyecta en todas las actividades sin necesidad de recabar notoriedad ni aplauso; la persona queda bien pagada con tan solo la satisfacción que conlleva el buen hacer, que es lo mismo que "ser uno mismo". Pero. para ello la vida ha tenido que haber sido generosa, ha tenido que permitir que la desesperación no haya tronchado, cual vendaval, las genuinas aspiraciones; que la duda no provoque sobresaltos; que la provisionalidad y la relatividad de los afanes no ocasione desazón; que el curso de los días consienta el asentamiento de un sereno escepticismo; que la posesión de un estoico talante en el arbitrio de los deseos confiera serenidad y, finalmente, que el paso de las hojas del calendario autorice disfrutar de esa soledad en tan buena compañía.

Entonces —y aquí viene la pregunta enojosa- ¿nada puede hacer la persona, tan capaz de inventar máquinas que sustituyen el esfuerzo físico y nos provean de viviendas tan alejadas de las cuevas de nuestros albores? Pues nada, fuera de representar el papel asignado. Y entonces ¿para qué la Psicología? Pues para algo extremadamente importante: para, a través del recorrido biográfico, permitir que la persona sea consciente de que la vida es un encadenamiento, sin cortes, de sus momentos, impidiendo así que los irracionales sentimientos de extrañeza y culpa perturben la relación amistosa que debe presidir el mencionado diálogo íntimo.

6. ENFERMEDADES DE ACTUALIDAD

Uno de los requerimientos de la ciencia es el logro de una explicación que abarque el mayor número de fenómenos posible. Pues bien, aquí tenemos una nueva muestra de todo lo contrario: la acumulación de muchos nombres para describir estados que tiene una misma explicación y todo ello amparado en el hecho de que por enfermedad ya no se entiende únicamente a entidades bien definidas y estáticas, tal como acontecía en mis años de facultad, sino que su significación se ha extendido, acogiendo a toda alteración, más o menos grave, de la salud; cualquier variación, tanto física como espiritual, puede merecer el calificativo de enfermedad, para sorpresa de quienes estamos finalizando el ejercicio de la medicina.

Una de las interpretaciones posibles para este hecho es la de que la actual generación no se resigna al papel de comparsa y quiere "describir" nuevos cuadros, como lo hicieran los médicos de generaciones pasadas o los naturistas al contemplar la forma de una hoja aún no registrada en el inventario. Tal vez, sean restos de la nostalgia de la edad de oro de la ciencia.

Los siguientes son ejemplos de esta fiebre descriptiva y, tal vez, del afán de notoriedad de muchos de sus "descubridores" y, a la vez, testimonios del enorme avance social por el hecho de tomar en consideración quejas tradicionalmente menospreciadas por su presentación cercana a los hechos de la vida cotidiana.

a) Fibromialgia

Siempre que un conjunto de síntomas se resistían a cuantas terapéuticas se prescribían, el tema se saldaba afirmando que se trataba de un cuadro rebelde al tratamiento o se le bautizaba con el nombre de neurastenia. De reciente incorporación al inventario médico, la llamada Fibromialgia es ejemplo de unas dolencias difusas que contravienen toda previsión médica. Es, a la vez, muestra de cómo la medicina obra cuando se encuentra en la perplejidad.

La Fibromialgia es un confuso cuadro que puede albergar toda una serie de manifestaciones dispersas que hasta tiempos recientes eran englobadas en el término neurastenia; un cuadro caracterizado por una invencible fatiga, junto con otras manifestaciones dolorosas que confluyen en una queja continua. Pero, como sucede con frecuencia, todo este conjunto de quejas erráticas habían de tener un marco, corresponder a una entidad y, así, nació el término de Fibromialgia que, cual cajón de sastre, aloja cuantas manifestaciones indisciplinadas salen de los labios de los clientes.

La acuñación del término Fibromialgia es el intento de poner orden en la anarquía de síntomas. Primeramente se propuso el nombre de Fibrositis, o Reumatismo Psicógeno, para significar que las manifestaciones se presentaban en personalidades muy particulares, hasta que recientemente se bautizó este conjunto de evanescentes quejas como Fibromialgia, y como tal lo acepta hoy la Organización Mundial de la Salud.

Para comentar este, como otros cuadros de reciente bautismo, habremos de tener en cuenta la sencillez del mecanismo utilizado: simplemente se traslada una o unas expresiones del cliente al inventario de enfermedades. Es así como nos sorprende el hallazgo de un sinnúmero de nuevos padecimientos.

Porque, pese al carácter matemático que se aspira a dar al saber médico, hay un obstáculo insalvable que es la subjetividad del síntoma. ¿Cómo evaluar el dolor que dice padecer una persona, si mucho o poco, desmesurado o comedido? Toda esta dificultad tiene, además, repercusiones económicas y legislativas por cuanto promueve el inicio de costosas pruebas así como modificaciones en la legislación laboral, las más de las veces prescindibles.

Pero, al parecer, muchas de las personas con dolores y molestias inclasificables han hallado la paz una vez que, por fin, han sido cobijadas en el diagnóstico de Fibromialgia.

b) Bulling

Con este anglicismo se pretende describir situaciones de acoso en las que la víctima se ve perseguida e intimidada, trayendo, como consecuencia de la repetida incidencia, una merma en la autoestima de la víctima. Así es como se describe, aunque la valoración propia no puede atribuirse por entero a una circunstancia puntual ya que, como se ha repetido, es el resultado de toda una sucesión de circunstancias históricas, siendo las más tempranas las de mayor repercusión.

Estas situaciones de abuso no son en absoluto nuevas y es dudoso que merezcan un capítulo particular en las descripciones médicas y no en el ordenamiento escolar. En todo caso, y guiándonos por lo expuesto en páginas precedentes, se ha de repetir que la configuración de la propia estima tiene lugar en el marco familiar y desde el momento en que el nuevo ser asoma a la vida. Lo demás puede añadir o restar más daño pero nunca ser la causa única.

c) Burnout

Otro cuadro recientemente incorporado al vademécum psiquiátrico es el conocido por el término Burnout, también denominado Síndrome Laboral o de estar quemándose en el trabajo. Se refiere a una perturbación emocional, vinculada al ámbito laboral y al estrés causado por el ambiente del trabajo, con repercusiones importantes, tanto a nivel físico como psicológico. Se manifiesta preferentemente a través de síntomas de decaimiento y ansiedad, siendo causante de buena parte de las bajas laborales.

Se dice que el síndrome de Burnout se da con especial frecuencia en los campos de la medicina y la docencia, en personas que han abrazado la profesión vocacionalmente. Como causas se invoca el estrés en el medio laboral.

Y lo comentado para el apartado anterior, para el Bulling, es aplicable a este padecimiento que ni es nuevo ni es un descubrimiento merecedor de ser incluido en la nomenclatura psiquiátrica, lo que no contradice el hecho de que unas condiciones laborales adversas incidan en el malestar personal.

Todos los padecimientos que se expresan a través de signos psíquicos tienen su raíz en la particular forma del desarrollo del individuo, siendo las desfavorables condiciones laborales un detonante. En todo caso sí parece evidente que un marco laboral grato puede ser una experiencia correctora para la persona propensa a sufrir este tipo de respuesta, aunque hay que convenir que las bases ya estarían establecidas y las indeseables circunstancias con las que se encuentra en la empresa se encargan de completar el cuadro.

Por lo demás, es excepcional que la persona no se haya tropezado con dirigentes ineptos a lo largo de su periplo profesional. No vendría mal que los patrones precisaran de una formación específica como requisito previo a dirigir una organización empresarial. Pero las cosas son las que son y la sociedad, como siempre, va camino del perfeccionamiento, en este campo como en el resto.

Los vergonzantes ejemplos que ofrecen los personajes públicos, inmersos en escándalos financieros, persiguiendo sin recato el poder como un aditamento personal y no como medio para plasmar unas ideas en pro del perfeccionamiento de la sociedad a la que tendrían como misión servir, traen como consecuencia su descrédito y el desencanto de la población. Particularmente nuestra clase política se comporta, en estos días, como los escolares en los recreos: formando unas pandillas para enfrentarse a otras. En sus apariciones públicas alardean de ir por delante, en las encuestas, como si ello fuera la finalidad de sus cometidos; nunca, nunca, ni por equivocación, deslizan una preocupación acerca del magnífico cometido que podrían tener entre manos: el bienestar social. Si estos personajes están llamados a ser ejemplos, que Dios nos coja confesados.

Esta confusión se da igualmente en muchos desafortunados empresarios a quienes la vida no ha permitido reparar en el hecho de que las empresas son como los hijos: seres en crecimiento que devolverán con creces los desvelos que su cuidado ha precisado. Y así viven en la desorientación de perseguir relevancias ficticias.

d) Síndrome de Asperger

Repasando la vida escolar creo que siempre he tenido noticia de que había algún alumno con abierta antipatía hacia alguna de las asignaturas, pero nunca esta animadversión mereció el establecimiento de un cuadro particular en la clasificación psiquiátrica.

Parece ser que retrocedemos a la época descriptiva de la Psiquiatría. Así, en los actuales manuales aparece descrito el llamado síndrome de Asperger del que tengo la impresión de ser una creación psiquiátrica innecesaria. Simplemente recoge el hecho de que a un niño no le gusta una asignatura determinada -como tampoco le gustaría ir al colegio-, y para referirse a estas conductas, fuera de ser consideradas problemas de la propia enseñanza y fundamentalmente competencia de los profesores, no veo la necesidad de crear una nueva entidad. La Psiquiatría recoge el comentario de un niño, de que no le gusta las matemáticas y a partir de ahí confecciona un nuevo síndrome: el de Asperger. Y asunto zanjado.

He aquí una expresiva muestra de la transacción entre la aversión que produce en el niño la insistencia de los padres y su pasiva oposición, todo ello teatralizado en el escenario de la antipatía hacia una determinada materia.

e) Alergias

Comparando los estudios de medicina de mi tiempo con los actuales, encuentro muy pocos puntos de semejanza. Se describían una serie de manifestaciones, incipientes en aquellos días, que constantemente van ganando terreno de una forma extraordinaria. Me refiero a las alergias que, básicamente, son reacciones inesperadas a sustancias cuyo contacto es familiar para el organismo pero que, en ocasiones, provocan respuestas descarriadas y diversas, como el asma, la conjuntivitis, los eccemas, etc. Como digo, la variedad de su presentación es tal que diariamente aparece una nueva modalidad sin que se conozca su etiología aunque, como es habitual, en su explicación se invocan las razones genéticas, siempre por demostrar.

En mi opinión, todos los tipos de alergias pueden ser incluidos en el capítulo de las enfermedades psicosomáticas pues el componente psicológico parece ser determinante.

La alergia a la leche o alguno de sus componentes, como la lactosa, es un ejemplo elocuente de la existencia de un rechazo inconsciente a la madre toda vez que la leche es el intermediario en el primer contacto con ella y con la vida. Se podrá objetar que la orientación psicoanalítica siempre va parar al mismo destino: a los padres, a la infancia, al pasado. Se pensará igualmente que, para tanta variedad de presentaciones, son escasas las explicaciones, pero ha de tenerse en cuenta que no es en este apartado donde únicamente se dan estas simplificaciones ya que las posibilidades de expresión de cualquier dolencia son escasas. Pensemos que la réplica inmediata a cualquier tipo de infección es inespecífica, siempre la misma, el aumento del número de leucocitos.

El número de intolerancias crece por días. Entre ellas está la intolerancia al polen, al gluten o enfermedad celíaca, a la lactosa y a una interminable lista de ellas.

f) Anorexia y Bulimia

Este apartado es uno en los que con mayor claridad se puede observar las torpezas del quehacer de la Psiquiatría. El procedimiento es sencillo: si una persona exhibe un conflicto con la alimentación y su peso experimenta variaciones ostensibles, la terapéutica es inmediata: si el problema queda reducido a la pérdida de peso, oblíguese al sedicioso a ingerir alimentos e impídase el vómito voluntario; si, por el contrario, el resultado de la insurrección es el aumento de peso, manténgase al levantisco alejado de toda posibilidad de satisfacer su voraz apetito. Tan sencillo como el mecanismo del sonajero. Elemental, ¿no?

A la pregunta del porqué una persona puede ser reo de esta problemática, la respuesta es igualmente inmediata: porque tiene una actitud perversa. Y con estas premisas comienzan los calvarios, las prohibiciones, los castigos, los controles de peso y los aislamientos en las unidades psiquiátricas. Y, como la ciencia presume que detrás de cada cuadro no hay un conflicto psicológico, que eso es cosa de los psicoanalistas, sino una cierta ignorancia para alimentarse correctamente, el remedio será la preparación de expertos que les enseñen: los nutricionistas. Y en tanto las cosas se encarrilan, bueno será prohibir la participación de estas personas en los desfiles de moda a fin de que no se conviertan en vehículos de contagio.

Desafortunadamente la dinámica de estos estados, a fuer de sencilla, no es tan elemental como sugiere su atención psiquiátrica. No hay otra materia como el alimento que, aparte de su genuina finalidad de nutrición, se preste a representar algo más trascendente. Si seguimos el hilo de esta reflexión nos encontramos con que los inicios de la vida coinciden en una misma estampa: el niño pegado al pecho de la madre. ¿Es tan atrevida la reflexión de que estas llamativas variaciones del peso corporal pudieran ser expresiones de conflictos inconscientes relacionados con la madre?

g) Ortorexia

Es un término de nueva acuñación que alberga unas situaciones caracterizadas por la obsesión de tomar exclusivamente alimentos tenidos por saludables; una obsesión que puede conducir a la desnutrición. La persona portadora de esta obsesión evita una serie de alimentos, como las grasas, los colorantes y conservantes.

Dinámicamente, en nada se diferencia de los cuadros descritos anteriormente.

h) Vigorexia

Este apartado en ningún aspecto esencial difiere de los anteriores. Se le describe también como una obsesión referida al estado físico. La problemática aquí, como en los anteriores, es la falta de aceptación de la propia imagen corporal. Estas personas reaccionan con una actividad física frenética, haciendo de su vida un continuo entrenamiento, combinado con la ingesta de anabolizantes a fin de potenciar la masa muscular.

De la misma forma que la soledad que, en su sentido psicológico, no hace referencia a la ausencia de compañía sino a la falta de entendimiento entre las instancias psíquicas dentro de la persona, en todos estos cuadros, en los que parece haber un repudio de la imagen corporal, lo que verdaderamente acontece es un desacuerdo con la forma de *estar en el mundo*, con el alejamiento de la meta *de ser uno mismo*; conflicto que ha sido desplazado a la esfera corporal.

i) Sida

Será que el paso de los años sea responsable de que la actualidad suscite cierta extrañeza, como me ocurre con el llamado Síndrome de Inmunodeficiencia. En los comienzos de los estudios de medicina parecía estar todo claro: había un conjunto de enfermedades con su etiología, pronóstico y tratamiento bien establecidos. Difícilmente podía pensar que con el paso del tiempo aparecerían otras nuevas, como aconteció en los años 80, con el nacimiento de una curiosa enfermedad, de origen incierto, que pronto se la relacionó con la actividad sexual y el consumo de drogas.

Se dice causada por el virus de la inmunodeficiencia humana, de origen africano. Esta enfermedad pronto suscitó fuerte polémica debido al papel preponderante del sexo en su origen y propagación. Todos estos factores, junto con la prohibición del uso de preservativos por parte de la autoridad eclesiástica, imprimieron un matiz religioso a esta enfermedad que fue bautizada, también, con el nombre de SIDA debido a la existencia de manchas de color rosa y, desde el principio, se la consideró como un castigo de Dios a causa de la depravación, como en Sodoma y Gomorra.

j) Ébola

En mis estudios de Microbiología, el catedrático, un personaje exagerado y no del todo bienintencionado, nos convocó en torno a un compañero que miraba a través del microscopio y con exageradas muestras de estar escandalizado vociferaba, ridiculizando al pobre alumno, "¡Miren, miren, su compañero está viendo un virus!" fue entonces cuando tuve noticia de que los virus solamente eran perceptibles mediante el microscopio electrónico, que aún estaba por llegar. Su difusión es la que permite el descubrimiento de nuevos virus como el Ébola, responsable de una reciente conmoción que, como la tormenta de verano, parece haber pasado.

También el llamado virus del Zika, que se trasmite por el mosquito y produce microcefalia, ha causado un revuelo pasajero.

k) La "DESINQUIETUD"

En este caso no cabe hablar de una nueva enfermedad sino, más bien, de una actitud muy familiar a la que aprovecho para bautizar, pese a su vejez, con un ocurrente nombre. Porque, si mi vanidad permaneciera con el vigor suficiente y conservara, aún, algún anhelo de protagonismo, tomaría prestado de una querida colega la ocurrencia de bautizar a una conducta bastante extendida, probablemente más frecuente entre las mujeres, que se caracteriza por una irrefrenable actividad que no encuentra reposo, con la denominación del síndrome de la "desinquietud". Se trata de la actitud de unos seres en un continuo "sin vivir", en un permanente suspiro, en quienes su agitación, más que actividad provechosa, difícilmente se traduce en acciones eficaces que condujeran a efectos útiles. Son personas a quienes la vida impide vivir en el sosiego. Siempre están "haciendo cosas", sin poder permitirse estar sencillamente sentados en el sofá sin hacer nada o estar rascándose la barriga en la playa, bajo el sol. Parece que vivieran para convencer al prójimo de que son eficaces y no están en el ocio

Ir de un lado para otro sin nunca encontrar el destino, parece ser la condena que subyace bajo tan ardoroso afán. Personas para quienes las expresiones "he de hacer" o "tengo que hacer" parece constituir las consignas grabadas en sus mentes, culpabilizando indirectamente, con su incesante actividad, a las personas del entorno.

Si hubiéramos de clasificar al estilo clásico tales comportamientos, hablaríamos de personas agitadas, cíclicas o bipolares. Mas, como nuestro cometido es el del entendimiento, veremos en ellas el mantenimiento de la sempiterna lucha entre las instancias del yo y la conciencia moral. En ausencia de obligación alguna, son incapaces de reposar, de disfrutar de la quietud. El deleite que proporciona la contemplación y el ocio les está vedado, están condenadas a un permanente movimiento, que ya Baltasar Gracián juzgara, tan poco caritativamente, como *la pasión de los necios*.

Procedemos de una cultura en la que el ocio es la madre de todos los vicios y en la que *no se debe dejar para mañana lo que se pudiera hacer hoy*.

7. DROGADICCIÓN

Como todos los acontecimientos de la vida, también el tema de la drogadicción evoluciona con altos y bajos. En los comienzos de mi formación, el consumo de cannabis, familiarmente conocido por marihuana, era una novedad que en pocos años creció, extendiéndose a otras sustancias tales como la heroína, la cocaína, las anfetaminas y otros preparados sintéticos. Tal era el grado de inocencia social de aquel entonces que, los estudiantes para las vísperas de exámenes, y los conductores de camiones para combatir el sueño de los viajes nocturnos, teníamos a nuestro alcance una anfetamina, "la Centramina", sin que ello despertara alarma social alguna.

Pero, como digo, lo que comenzó con tintes de esnobismo se expandió como la plaga y súbitamente la Psiquiatría hubo de hallar acomodo a estos cuadros, generalmente caracterizados por la rebeldía y hacia los que pocos profesionales sentían algún tipo de simpatía, pues en su atención confluyen una serie de incómodos rasgos, como la ausencia de voluntariedad, la frecuente conexión con el mundo de la delincuencia y, sobre todo, la falta de entendimiento de cuantos profesionales se encargaban de su atención, acostumbrados, como estaban, a actuar inflexiblemente en la erradicación de los síntomas. Tengamos en cuenta que este tipo de atención excepcionalmente esta tutelada por el pacto y que, por tanto, la intervención contra la voluntad constituye casi una perversión.

Un inciso, antes de continuar. La farmacología se ocupa de los efectos que ocasionan la aplicación de las diversas sustancias en los organismos vivos; la Psicología, por el contrario, se ocupa del diálogo que se establece entre la sustancia y los organismos receptores. Los datos obtenidos en farmacología apenas tienen en cuenta las particularidades del destinatario; por el contrario, la Psicología se ocupa de la naturaleza del diálogo establecido de forma tal que puede observarse cómo una misma sustancia produce efectos dispares en diferentes personas. En este sentido, la vida discurre en un continuo diálogo entre la persona y ella misma y con el mundo y la Psicología se ocupa de este diálogo, sin prestar excesiva consideración a la sustancia que en cada momento ingresa en el torrente circulatorio del destinatario. Como digo, para la Psicología lo importante es el estado del receptor y a su estudio dedica los esfuerzos. La vida es un trayecto lleno de dificultades para cuya travesía es preciso disponer de los soportes necesarios. Pues bien, en este contexto hemos de admitir que los apoyos estarán supeditados al estado de la persona de forma tal que bien podemos considerar que, para este fatigoso trayecto, cualquier ayuda podría ser considerada como una droga. En unos casos será el trabajo, en otros la lectura, en otros el tabaco, en otros el alcohol, en otros el consumo de sustancias estupefacientes, en otros los cosméticos y así hasta el infinito.

Por todas estas consideraciones, la Psicología no puede considerar la drogodependencia como una situación excepcional. Otro asunto bien distinto es la consideración social que merezca la naturaleza de los diferentes asideros utilizados en la mencionada travesía. La adicción al trabajo no ocasiona, a primera vista, los mismos perjuicios que la dependencia de la cocaína, pero ello no quiere decir que haya diferencias esenciales en la dinámica de ambos comportamientos.

Porque no todos los fenómenos que tienen lugar en la vida son observables por los sentidos sino que, por el contrario, la mayoría de ellos ocurren allende su escrutinio. ¿Calificaríamos de adicto a la gayata a la persona privada de movilidad en una de sus extremidades? Pues eso que con tanta lógica se manifiesta en el plano físico acontece en el psicológico. La mayor o menor fortaleza de una persona será la que determine que los apoyos, a los que haya que recurrir en su peregrinar por la vida, sean más o menos evolucionadas; esa es la sola diferencia. Por ello no se puede enfocar el tema de la droga, como habitualmente se hace, considerando a la persona del adicto autor de su propia adicción.

La drogadicción es otro tema cansino. Parecería como si, aún en el patio del colegio o en los aledaños del barrio, continuáramos jugando al "a ver si me pillas". De un lado, la policía sofisticando más sus procedimientos de búsqueda y detección y por otra parte los traficantes refinando su forma de introducir una sustancia de apenas valor original pero que la prohibición lo eleva a cantidades astronómicas, capaces incluso de doblegar leyes, comprar gobiernos, pervertir la justicia y sembrar la corrupción allá donde se asiente.

De no considerar la cantidad de desventuras que este tema desencadena, de no ser por la secuela de luchas, crímenes y dramas que este tema genera, podría servir de un hilarante guión para una serie de tebeos del estilo de Roberto Alcázar y Pedrín; una irrisoria sucesión de episodios cómicos. Pero, no, en la prensa aparece diariamente la noticia de *la incautación del mayor alijo de droga confiscado hasta la fecha.* Y continuamente este record se va batiendo sin que el acceso al consumo se vea dificultado. Y a la sombra de todos estos "éxitos" se fraguan espantosos dramas familiares, asesinatos, criminales venganzas entre grupos mafiosos, junto con la corrupción de jueces y gobiernos.

Si no fuera porque la vida está gobernada por la irracionalidad, difícilmente se entendería el actual panorama de la drogodependencia. Digo esto porque debería ser sobrada experiencia lo acontecido durante el periodo de la "Ley Seca", allá por los años veinte, cuya implantación trajo más horrores que los males que trataba de evitar, hasta que finalmente hubo de ser derogada.

En mis años de estudiante, allá en Valladolid, coincidí con un comisario de policía, vecino del pueblo.

Era una persona jovial y entre chiste y chiste nos contó, a papá y a mí, la anécdota de que un caco había sustraído la cartera a la esposa de un alto dignatario, con la consiguiente conmoción. El comisario reunió a los más distinguidos carteristas y les señaló fecha y lugar en que debería estar depositada la pieza afanada. Y así fue. Las autoridades saben muy bien que es más beneficioso ejercer una cierta tolerancia con delincuentes de menor cuantía que la estricta aplicación del protocolo. La policía precisa de la confidencia de rateros de hurtos menores, para tener bajo control a los de mayor rango.

Entendamos, pues, que todas las acciones, sean socialmente benéficas o no, tienen su porqué de forma tal que la obstrucción en el mecanismo de sustitución de un mundo insoportable por otro fantaseado, tiene forzosamente que tener su repercusión en el equilibrio de las fuerzas psíquicas.

Lo comentado respecto de las drogas es válido también para el tema del alcohol, porque finalmente la vida es un diálogo entre la objetividad y la subjetividad, entre el deseo y la prohibición. A quien la vida le ha proporcionado capacidad suficiente para contener los impulsos podrá someterse a lo demandado por las costumbres. Pero no siempre ese es el caso ya que hay circunstancias especialmente desfavorables para el individuo, ya desde el nacimiento, que hacen imposible el sometimiento a los preceptos sociales.

Lo acontecido históricamente con el tema del alcohol puede ayudarnos a responder a la pregunta de si la legalización del consumo de las drogas podría ser el mejor remedio, no digo al conflicto subyacente en toda adicción que pertenece al hecho mismo de vivir, sino a los horrores que su consumo ocasiona. Recordemos que a comienzos del siglo pasado, y al objeto de evitar los males atribuidos al consumo de alcohol, se promulgó la denominada Ley Seca que minutos antes de entrar en vigor fue celebrada por su exaltado promotor, el senador Andrew Volstead, con su desafortunada afirmación: *"Esta noche, un minuto después de las doce, nacerá una nueva nación, una nueva sociedad en la que cárceles y reformatorios pasarán a ser curiosidades del pasado"*. Pero la realidad fue muy distinta. La violencia se desató, los asesinatos se multiplicaron, las organizaciones mafiosas se constituyeron en poderes equiparables a los institucionales y, para colmo, el consumo de alcohol no disminuyó. El remedio se mostró peor que la enfermedad que trataba de curar por lo que unos años más tarde la ley fue abolida y la vida siguió el curso que solía.

Este precedente puede hacernos dudar de la eficacia de la prohibición porque, al igual que sucede con las intervenciones de cirugía estética que no pueden detener el paso del tiempo, como tampoco los afanes de la existencia. No hay soluciones simples para problemas ingobernables y los que hay tras el consumo de sustancias pertenecen a las formidables dificultades de la vida. No es tan sencillo como para ser despachado con una condena, con un *"fulanito no tiene voluntad"*, o con el repetido comentario de que tales personas *"han caído en el pozo de la droga"*, como si se tratara de un accidente casual. ¡Demasiado simple!

8. PSICOLOGÍA Y ÉTICA

La Ética, o Filosofía Normativa, se diferencia de la Psicología en que ésta estudia un fenómeno y aquella lo enjuicia. Para los objetivos de la Psicología las proposiciones éticas no pueden interferir en absoluto puesto que su finalidad es únicamente la de conocer y en este empeño nada puede estar vedado a su curiosidad. El propósito del conocimiento tanto puede estar dedicado a un santo que a un malhechor. Es el conocer por si mismo lo que en absoluto es una actividad ociosa ya que, cuando el objeto del conocimiento llega a hacer conscientes las fuerzas que en, la penumbra, gobiernan la vida de la persona, esta experimenta la liberación precursora a la instauración del bienestar consiguiente al estar amigada consigo misma.

Y esto es así porque, expuesta la moral como una serie de normas cuyo seguimiento es saludable por sí mismo, nos tropezaríamos con el inconveniente de que no todo aquello que pudiera ser beneficioso está en nuestras manos hacer.

Referente al tema de la moral, Freud simplificó el problema del bien y del mal trasladándolo al ámbito psicológico individual y, dentro de él, al resultado del conflicto entre los intereses del Yo y las prohibiciones a ellos opuestos, entre los que podemos incluir las doctrinas religiosas, la inseguridad de la vida, la obsesión y los temores al castigo, la indefensión, la colisión de intereses entre padres e hijos, la incertidumbre, etc.

9. LA ASISTENCIA SANITARIA

Insistir en el hecho de que la medicina peca de petulancia es una realidad que no creo merezca mayores argumentaciones. Porque así parece ser el destino de las personas, siempre apostando por el logro de la definitiva liberación de la enfermedad que espera conseguir en un próximo futuro merced a los últimos avances de la ingeniería genética. No ha muchos años se logró descifrar el código genético, completar el genoma humano, conquista de la que se esperaban los más sorprendentes avances médicos, expectativas que, por el momento, no se han confirmado. Y es que, tal vez, la existencia persistirá siendo este familiar valle de lágrimas.

Los avances en genética han despertado el espíritu conquistador que toda persona lleva dentro haciéndole creer que no habrá límites a su intrepidez y que un día podrá ser creador de sí mismo. Con la conclusión del mapa genético, se pensó que se había derribado la barrera última que separaba a la persona de la enfermedad. Ha pasado, sin embargo, no mucho tiempo desde que, en abril del año 2003, coincidiendo con la conclusión de la secuencia del genoma humano y la explosión de triunfal entusiasmo, para que las aguas volvieran al cauce donde solían.

Mediante la realización de pruebas genéticas se aspira a conocer una serie de datos tales como el diagnóstico de enfermedades y la previsión de su curso y pronóstico; la anticipación de dolencias en personas sanas y la previsión de probables malformaciones hereditarias. En la manipulación genética se ponen hoy las esperanzas de una definitiva erradicación de la enfermedad. Y, como la medicina académica atribuye al sufrimiento espiritual una base orgánica, los estudios genéticos aspiran a eliminar, de una vez para siempre, las impropiamente llamadas enfermedades mentales.

Los avances experimentados en la atención médica, preferentemente en la esfera quirúrgica, se sustentan en el fantástico desarrollo experimentado por las ciencias físicas y en la introducción de nuevos materiales que propician la creación de sorprendentes medios de exploración y diagnóstico. Y al amparo de estos avances viene despuntando lo que, de siempre, ha sido el sueño de la medicina: la prevención.

Pero en la anticipación del futuro ocurre lo que ya tuvo lugar apenas el hombre salió al espacio exterior: que dio por hecho que el que el universo nacía en ese momento, que no tenía pasado y que el grosor de la capa de ozono estaba disminuyendo y con ello, también, la protección a determinadas radiaciones nocivas, así como el aumento de lesiones dérmicas, como los melanomas. Y todo ello, como era de esperar, imputable a la emisión de gases producto de la combustión propiciada por la mejoría de las condiciones de vida. De nuevo la recurrente conjunción de disfrute, pecado y castigo.

En el desaforado consumo de fármacos también se puede advertir un remedo de las pretéritas prácticas religiosas porque, racionalmente considerado, ¿cómo admitir que la ingesta de una sustancia pueda ofrecer una explicación acerca del particular periplo de la persona desde los días de su llegada al mundo? Tiene algo de cómico pensar que un inteligente duendecillo, metido en el fondo de una cápsula y trabajando con meticulosidad desde las entrañas del organismo, pudiera remendar la historia. Nuevamente la prescripción farmacológica psiquiátrica nos recuerda el paralelismo, ya comentado, entre este tipo de prácticas y la religión.

La ingesta de fármacos sin cuento, cada cual para una misión particular, tiene algo de esperpéntico; como si cada uno de ellos estuviera pilotado por un sagaz geniecillo capaz de dirigirse al lugar preciso y dispersar allí su milagroso principio. Así, un comprimido para el tiroides, otro para la circulación, otro para la vista, otro para el mareo, otro para los huesos, hasta un rosario de cometidos, como si el organismo fuera un rompecabezas y hubiera que atender a cada pieza separadamente de las demás. Aparte, el almacenamiento de productos en los hogares y el elevado coste que suponen los stocks para la hacienda pública. El organismo es una unidad, no funciona por partes y, en mi opinión, esa unidad está regida por las emociones y estas, a su vez, por las referencias biográficas.

Esta ingesta de fármacos sin medida, cada cual para una misión particular, tiene algo de esperpéntico. Como si cada uno de ellos estuviera pilotado por un sagaz geniecillo capaz de dirigirse al lugar preciso y dispersar allí su milagroso principio. Así, un comprimido para el tiroides, otro para la circulación, otro para la vista, otro para el mareo, otro para los huesos, hasta un rosario de cometidos, como si el organismo fuera un rompecabezas y hubiera que atender a cada pieza separadamente de las demás. Aparte, el almacenamiento de productos en los hogares y el elevado coste que suponen los stocks para la hacienda pública. El organismo es una unidad, no funciona por partes y, en mi opinión, esa unidad está regida por las emociones y estas, a su vez, por las referencias biográficas.

Como todo lo que tiene que ver con la anticipación del futuro, la prevención es asunto peliagudo. Preguntado que fue un pastor a quien, por pasar largas jornadas en el campo, se le atribuían dotes de experto pronosticador meteorológico, acerca de si llovería esa tarde, respondió impasible, tras otear el cielo, que al día siguiente daría la respuesta.

Estudiaba cuarto curso cuando, con motivo de la asignatura de Ginecología, me tropecé con algo esperanzador que inauguraba una nueva era en la que ya no sería preciso esperar a que una enfermedad se presentara cristalizada, completamente establecida. Se trataba del diagnóstico precoz del carcinoma de cuello uterino mediante el estudio de las células del exudado. Cierto es que, ya con anterioridad, las vacunas habían traído espectaculares avances, aunque estos se circunscribían a la patología infecciosa.

Es posible que a raíz de estos hallazgos se comenzara el camino de la prevención que hoy invade todas las áreas del quehacer médico e inunda los espacios publicitarios de nuestras televisiones. Para esta empresa, el proceder seguido está lleno de ingenuidad; basta constatar que el paso de los años deteriora el organismo en su conjunto y que el juego articular no puede ser una excepción en perder lozanía y ser fuente de molestias. Y una vez deducido que el cartílago ha perdido vitalidad, el remedio es inmediato: bastará tomar preparados de cartílago o de sus precursores, en la cándida creencia de que de lo que se come se cría y de que el laboratorio digestivo, al cargo de metabolizar los alimentos y extraer de ellos sus principios beneficiosos, están al servicio de los deseos del consumidor. De este sencillo silogismo van a resultar perjudicados los tiburones sin que, como contrapartida, haya beneficio alguno.

10. ABORTO

Si no fuera que la incoherencia formara parte inseparable de la existencia, nos sorprendería el hecho de que en un momento de exaltación de los valores democráticos, como el actual, se niegue a la indiscutible protagonista, la mujer, algún tipo de gestión en el tan delicado tema del aborto.

Antes de abordar este tema, que tan vivas pasiones suscita, es preciso ser consciente de que las palabras tienen un significado particular y que no pueden ser deslizadas fuera de él, porque de otra manera su empleo es, o bien un simple error o tiene la intencionalidad de alcanzar propósitos fraudulentos. Tal es el caso del empleo del término asesinato para referirse al aborto que, por definición, hace referencia a la interrupción de un proceso que camina hacia el nacimiento. Bien se nota aquí que el empleo de la palabra asesinato tiene la intencionalidad de eliminar cualquier otro punto de vista. Pero, sobre todo, el tema de aborto, una vez expuesto al debate político, queda pervertido.

Sometido a un escrutinio puramente racional, el estandarte esgrimido por ciertas asociaciones contrarias a su práctica que, sin rubor, se proclaman *"estar por la vida"*, tiene coherencia alguna, porque para que esta afirmación cobrara algún sentido habría de tener enfrente otras que abiertamente estuvieran a favor de la muerte. Pasa aquí como en política que la costumbre ha dado por buena la calificación de progresista a cualquier orientación de izquierdas, con lo que automáticamente las posiciones contrarias quedan certificadas como de reaccionarias.

No parece juicioso que la Psiquiatría deba intervenir en el controvertido tema del aborto so pena de invadir la vertiente moral. Para el hacer médico, el procedimiento quirúrgico del aborto supone hoy una intervención sencilla, pero no siempre fue así y la historia está plagada de lágrimas, de violencia y de muerte, cuando la práctica clandestina estaba en manos de curanderos.

Y cuando se afirma *"estar por la vida"*, ¿a qué vida nos estamos refiriendo? Porque la existencia, entendida como el tránsito de la persona a lo largo de los días que median entre nacimiento y muerte, es diversa para cada ser de forma que, englobada en una misma expresión, bien pudiera prestarse a confusión. Para el ser que aparece accidentalmente en el mundo la vida no se presenta igual que para quien es esperado con júbilo. En ambos casos hay una vida pero bien se puede sospechar que su porvenir no será el mismo.

En todo caso, el embrión permanecerá en el seno de la mujer durante meses y se puede pensar que, sujeta a un acontecimiento que mediatizará su vida, debería ser, antes que nadie, protagonista. Si de libertad hablamos, la decisión de interrumpir el embarazo es algo que preferentemente compete a la madre, aunque sea un acontecimiento que, secundariamente, afecte a su pareja y a la sociedad en su conjunto.

Bajo otro punto de vista, siendo que la vida ha sido considerada como "un valle de lágrimas" es entendible que haya una parte de la población que vea con buenos ojos su evitación. Además, la llegada de los hijos no siempre, ni muchísimo menos, es fruto de la decisión voluntaria de los padres. Asimismo, nada se sabe acerca del sufrimiento de quien no ha nacido. A los niños que mueren en el nacimiento la Iglesia Católica, no ha muchos años, los enviaba al limbo. De vez en cuando los noticiarios dan cuenta de padres que inmolan a sus criaturas, guiados por la intención de evitarles su sufrimiento.

De todos los argumentos esgrimidos contra la interrupción del embarazo el más despiadado, el que menos consideración tiene con el nuevo ser, es el esgrimido por aquellos que lamentan su pérdida porque *"podían haber llegado a ser un Einstein o una Anna Pávlova"*.

En todo caso, la Psiquiatría no tiene especial autoridad para intervenir en tan controvertido tema, que tan apasionadas opiniones suscita porque, respecto de ellas, como de todas las que promueven los grandes debates, su cometido queda cumplido con la atención individual, con independencia de la calificación moral que las decisiones pudieran merecer. El Psicólogo, tanto como los demás, puede tener una opinión particular acerca de los diversos temas de actualidad, pero no puede parapetarse en la posesión de ninguna autoridad superior ni que las opciones que defendiera tuvieran un mayor valor, lo que constituiría el extendido vicio de la confusión de los límites de la representación. Sucede lo mismo que en las tertulias radiofónicas o televisivas en las que algún interviniente se arroga mayor derecho en el apoyo de su opinión por el hecho de haber "reflexionado extensamente" sobre el tema a debate.

Siendo que con tanto énfasis defendemos la libertad, resulta paradójico que nos mostremos intolerantes con quienes están en desacuerdo con las costumbres seculares. Se nos llena la boca exaltando los valores de la libertad y la democracia y, sin embargo, ¡con qué facilidad juzgamos la vida del prójimo sin conocer sus circunstancias! De entre mis recuerdos de adolescente permanece grabado el episodio de una pobre mujer fallecida en una clandestina maniobra de interrupción del embarazo y, ya entonces, me preguntaba por las circunstancias tan tremendas por las que debió haber pasado aquella infeliz que, sin haber contraído matrimonio, había quedado embarazada y que, cual leprosa, era expulsada a la calle por ser la vergüenza familiar.

Contemplada la Psiquiatría como la disciplina que trata de entender los comportamientos más que de especular acerca de la libertad para escoger unos sobre los otros, compete al ordenamiento social la autorización o la reprobación del aborto. A la Psiquiatría atañe la aceptación de estados indeseables derivados de la obligatoriedad de la continuación del embarazo, de la misma forma que ha de entender de las consecuencias de su interrupción sin que tenga que decantarse por juicio alguno. Ha de entender que la persona opte por una decisión u otra, debiendo ser ambas comprensibles para la Psicología.

11. SUICIDIO

Dentro de esa pasión que gobierna a las personas por adjetivar el comportamiento del prójimo, al suicida se le ha adjudicado el adjetivo más inoportuno, el de cobarde, obviándose así, con una sola sentencia, la mención a los móviles que empujan a tan dramática acción. El arrojo como la cobardía son, por lo demás, expresiones puntuales referidas a unos hechos determinados, propiciados por condicionamientos históricos pero, en ningún modo, conductas que no estén, en esbozo al menos, en todas las personas.

La tan cacareada libertad, de la que con tanta profusión se presume y que sabemos no tiene su correlato en Psicología, se niega a ser aplicada a estos actos al punto de que no ha muchos años al suicida se le enterraba en espacios fuera de la esperanza de participar en los beneficios de la salvación eterna.

12. EUTANASIA

La serenidad que parecen gozar algunas personas en la, eufemísticamente llamada, tercera edad es debida a las favorables condiciones habidas en los días de ayer, a que las expectativas de futuro son casi nulas y a que, por consiguiente, los más temidos embates de la vida han quedado atrás. En su fuero interno saben que prácticamente todo está ya concluido. Hilvanados a la decadencia del empuje de los instintos, todos los temores que han acompañado sus vidas, pausadamente amansados por el paso de los días, han prácticamente desaparecido. Y, pese a la amortiguación de las zozobras e incertidumbres, hay personas que prefieren poner punto final a su existencia, deseo difícilmente alcanzable debido a las trabas de una sociedad incongruente que, alardeando de una ficticia libertad, se escandaliza a la hora de obrar consecuentemente.

Quienes tienen la oportunidad de prestar servicio en residencias de la tercera edad conocerán personas que, abiertamente y con plena conciencia, manifiestan el deseo de dar por finalizada su representación y, desoyendo sus deseos, la sociedad se empeña en tratar de mantener sus facultades, físicas e intelectuales, con la imposición de una abracadabrante programación de ejercicios que ni siquiera les permite estar en paz con sus pensamientos y recuerdos

Por fortuna ha surgido un movimiento, en principio más benévolo, que aboga por el derecho a una muerte digna. La realización de este deseo, que tan lógico parece, tropieza con incomprensibles obstáculos, las más de las veces pertenecientes a la tradición religiosa. Contados son los países (Australia en su día, Holanda, el estado de Oregón en Norteamérica) que se han atrevido a derribar estas barreras y han votado una ley reguladora de lo que viene conociéndose por muerte digna, autorizando la prescripción de preparados letales a las personas que, en su fase terminal, lo soliciten.

Sin embargo ¿por qué hay que calificar una muerte de "digna"? ¿Es que acaso hay una forma indigna de morir? Claro que sí y tiene lugar diariamente en los hospitales en los que la interminable sucesión de pruebas, muchas veces sin orientación clara ni objetivo alguno, convierten las últimas fechas en una dolorosa tortura. Y es que, en este punto, la arrogancia médica se comporta con el mismo despotismo con el que antaño lo hicieran los pastores religiosos con su rebaño, con lo que nuevamente se cae en una contradicción: de un lado somos fervorosos partidarios de la democracia, de la libertad y de la tolerancia y de otro nos oponemos ferozmente a que una persona tome la decisión de poner término a su propia vida.

El pretexto que lleva a poner trabas a que la persona sea dueña de poner fecha al fin de su andadura, cuyo inicio tampoco pudo decidir, se basa en el pobre argumento de que la práctica legal de la eutanasia podría conllevar abusos, pero preguntémonos qué medida, qué innovación o qué modificación de la ley, no podría llevar parejo algún exceso. Pero, si hablamos de libertad, parece razonable que a la persona le sea permitido arbitrar acerca de su final.

13. PSICOLOGIA Y LEY

El atrevimiento de escribir sobre este tema está movido por el deseo de exponer una visión desde el campo de la Psicología, habida cuenta de la frecuencia con la que el ámbito jurídico busca su auxilio. Y como en el campo de la Psicología, es pertinente poner en duda la existencia de libertad y por ende cualquier emisión de juicios morales, por lo que sería una incoherencia establecer responsabilidades, hay que presumir fundadamente que toda legislación es una elaboración artificial con la que se pretende proteger determinados bienes, como la vida, la propiedad y la convivencia.

A la Psicología compete la búsqueda de las causas próximas -ya que las últimas estarán siempre ocultas a nuestra investigación- de los fenómenos a examen; a la Justicia, valorar si son susceptibles de ser encajados en un apartado del código penal para, en caso afirmativo, proceder a su enjuiciamiento y posterior sentencia.

Causa es un término psicológico, responsabilidad y culpa pertenecen a la administración de justicia.

Las leyes son creaciones artificiales, así como también su aplicación en los procesos judiciales. Se aceptan las sentencias como una forma de regulación de la convivencia, pero eso no quiere decir que intelectualmente fiemos en su verdad y no quede siempre la consideración de que cualquiera, en las mismas condiciones del reo, ocuparía su lugar. Hay que reconocer que la labor de los jueces se asemeja al salto en el vacío. Juzgar es asunto tan enojoso, con tanta dificultad, que a cuento viene el proverbio indio que reza: "Antes de juzgar a una persona, camina tres lunas dentro de sus mocasines". Por todo ello, el ejercicio de la justicia ha de ser llevado a cabo sin verdadera convicción, con el mismo aire de provisionalidad que caracteriza la existencia.

En el torbellino de la vida diaria, las personas nos vemos incitados a rastrear los comportamientos en busca de explicación a unos hipotéticos errores sin caer en la cuenta de la futilidad de tal empeño ya que, nuevamente, se cae en la trampa de la asunción de la existencia del libre albedrio. Este afán está particularmente acentuado en los ensayos sobre historia.

La labor legisladora aspira a ser de tal naturaleza que cualquier hecho delictivo debiera estar tan precisamente fijado en el código, tan matemáticamente consignado en la legislación, que todos los jueces, con independencia de sus personalidades, llegaran a idénticas sentencias ante un mismo suceso. Pero como esto no sucede y las sentencias varían en dependencia de los jueces que las dictan, es obligado recalcar la importancia de su personalidad.

En todo caso y ante la imposibilidad de escrutar con total grado de fiabilidad la personalidad del magistrado, sí que se pueden destacar desatinos de grueso calibre como aquel con el que finaliza la exposición de una sentencia condenatoria por posesión de drogas: "el acusado será puesto en libertad pero es condenado a recibir terapia psiquiátrica" o el dictamen que osó incluir en el veredicto que "la violación es menos delito cuando la violada no es virgen". También hay jueces que, desorientados acerca de los límites de su representación, llegan hasta interpretar los ocultos deseos de los encausados.

El juez finalmente es un funcionario más, con sus particularidades pero con ninguna especial prerrogativa ni distinción. Todos, como cuando niños, seguimos jugando a las profesiones y a las tiendas y también el juez juega a hacer justicia y aunque sus dictámenes repercuten de manera transcendental en la vida de las personas, el mismo argumento podría esgrimirse en el caso del médico, el bombero, el policía, el piloto, etc. Tampoco puede el juez considerase una excepción por el puesto que representa ni esgrimir la queja que un alto magistrado manifestó: "Para un magistrado puede ser insultante viajar en clase turista".

Hay en nuestra sociedad una serie de inadmisibles hechos que nada tienen que ver con la administración de la justicia y sí con los infantiles juegos de los recreos colegiales. Me refiero a la irracional creación de banderías, tales como las asociaciones de "Jueces para la

Democracia" (¿para qué otro destino? o la "Asociación de Jueces Francisco de Vitoria" como si ambos tuvieran otro cometido que el de velar por el buen funcionamiento de la justicia. Siguiendo este desatinado modo de obrar, el colectivo sanitario se agruparía en médicos para la salud, los pilotos en contra las catástrofes aéreas, los bomberos contra el fuego, los fontaneros contra la rotura de las canalizaciones, los arquitectos contra el desplome de edificios, en un delirante ejercicio de estupidez, aunque en este sentido no harían más que continuar el proceder de la clase política cuyo afán es el de derrotar al partido contrario, no el de contribuir al bienestar general.

La peritación psicológica, aceptando la imposibilidad de amordazar a la persona en un nombre, solamente puede ser entendida en términos de necesidad. El juez "precisa" de informes que, en el fondo, no son sino una forma de compartir la responsabilidad. Si se acepta que la persona es incatalogable, los informes psiquiátricos tienen una engañosa validez.

El psicólogo recibe a quien acude a la consulta, escucha su relato y confecciona una explicación pero, a mi entender, no entra dentro de su cometido señalar que alguien "no está bien" o que "necesita tratamiento…". Este camino, aparte de invadir otros límites, es tortuoso porque, aun en el caso de contar con el asentimiento de la otra persona, las consultas se perderían en la imposible demostración de lo que es "estar mal".

14. LA FAMILIA

Muchas líneas atrás, dejamos a la pareja de tórtolos en su ensimismamiento; un receso que otorga la naturaleza a fin de apuntalar su afán, que es la continuidad de la especie. Pero ya, con los papeles establecidos, la vida pone término a ese permiso temporal para reclamarlos a su empresa. Entonces el *"contigo pan y cebolla"* se desvanece para ocupar el primer plano la empresa de la conjunción de intereses, siempre mirando a la propagación y permanencia de la estirpe humana. Así, la formación de la pareja sigue unas pautas compartidas. Cada uno de los componentes, procedentes de mundos distintos, habrán de experimentar las dificultades inherentes a la empresa de aunar las divergentes fuerzas en pro de un destino común: la crianza de los hijos. Solamente esta puede ser la razón de que dos personas de procedencias diferentes puedan integrar sus energías.

Esta empresa de ajuste comienza siempre con idénticas añoranzas y protestas: "la tortilla no es igual que la que hace mamá" o "ya no me quieres como antes". Y así, con estas pequeñas protestas comienza a trenzarse la trama de la continuidad de la especie, con los costosos y delicados hilos de una nueva alianza.

El destino de la pareja trasciende las miras particulares de cada uno de sus componentes y, como realmente todo está destinado a la permanencia de la especie, pronto aparecen los hijos. Y en relación a ellos los padres suelen comportarse, en el peor de los casos, como si fueran una pertenencia y así se observa con harta frecuencia cómo sobre ellos depositan sus malogradas esperanzas, propiciando comparaciones y creando, de esta forma, la desavenencia y la rivalidad, en clara desatención a la advertencia del poeta: "los hijos vienen de ti pero no son tuyos".

El comentario de la siguiente cita en modo alguno tiene un afán moralizante toda vez que hemos acordado dejar al margen todo juicio, tampoco tiene afán crítico; es sencillamente testimonio del grado de severidad que puede alcanzar la vida. Pues bien, una prestigiosa figura de la disciplina psiquiátrica declaró a un diario que sus hijos le interesaron mientras descubrían el mundo, pero a partir de los seis años se convirtieron en un incordio. Y a renglón seguido añadió sentirse más afectado por no haber obtenido la cátedra que por la circunstancia de la muerte del hijo.

Se dice que Hegel opinaba que los hijos nunca son conscientes del esfuerzo de los padres y de la deuda para con ellos contraída. Nuevamente la cita nos saca del propósito de entendimiento para trasladarnos a la esfera de los juicios. El entendimiento nada tiene que ver con deudas ni gratitudes aunque, admitiendo la necesidad del desahogo, el mismo argumento del filósofo podría ser esgrimido en sentido contrario, porque se estaría en deuda con los padres si la vida fuese un bien y los hijos hubieran venido voluntariamente; caso contrario, los hijos serían los acreedores. Siempre las causas son anteriores a los efectos.

Dentro de la familia el papel de la madre es esencial. Ella es quien recibe al nuevo ser y en la expresión de su rostro, en su estar, está configurado su futuro. Si su semblante evidencia fascinación, el periplo del recién llegado discurrirá en paz, aún con las naturales dificultades de la vida. Su manoseo, sus besos y caricias serán para el infante segura protección contra muchas inquietudes venideras, salvaguardia de indeseables manifestaciones dermatológicas e inmunidad contra el asma, entre otros muchísimos males corporales.

Es conocido el hecho de que a Kant le acompañó una extraordinaria preocupación por la salud. Tal vez la prematura muerte de la madre estuviera latente en su metódico comportamiento y en la meticulosa ordenación de sus hábitos.

Las alusiones a la figura de la madre son interminables. Así, Calderón en su obra, "La Vida es Sueño", pone en labios de su personaje: "*Soñé que en otro estado más lisonjero me vi*", en clara alusión a ella. Entre sollozos, ella nos presenta a la vida, y si su estar lo permite, disipará el inicial desconcierto del infante y la desazón que la extrañeza provoca. Y, en las noches, cuando la separación se alía con la oscuridad, el recién venido no dudará en acudir corriendo al lecho donde ella está, y en la dársena de sus brazos se diluirán sus más violentas pesadillas. Ella es el primer rostro que percibimos y el que permanecerá por siempre en nuestras retinas.

El resto de los días de la vida transcurrirá de la misma forma a como el caminar del burrito tras de la zanahoria, tras el reclamo de una empresa vicariante como el amor, los estudios o la profesión. Solamente al final repararemos que el periplo recorrido ha sido una incesante persecución por el retorno al paraíso perdido.

La mujer parece dirigirse al hombre aunque es solamente un desvío momentáneo porque en ella, también, rige la tendencia al retorno, a la vuelta al lugar que nunca debió ser abandonado. El hombre, por el contrario, "elige" un sustituto de la madre aunque, también, a la espera del definitivo retorno a ella. La madre es, en definitiva, la oportunidad única de experimentar el amor incondicional; fuera de ella será posible su búsqueda, pero no su logro. Esta idea es la que presta la extraordinaria fascinación a las conmovedoras canciones, como la irlandesa Danny Boy o la sublime Solveig.

Esta excelsa figura está presente en las composiciones poéticas, en las letras de canciones y en las creaciones artísticas. Hasta en la política, porque ¿cómo sino explicarse los sanguinarios comportamientos en reclamo de una tierra, una lengua y una religión?

El amor de la hija por la madre tiene un componente

de sumisión por cuanto, secundariamente, se dirige hacia el padre para posteriormente ir en busca del varón. El amor del hijo por la madre es precursor del modelo que seguirá con la pareja.

Es improbable que alguna persona no haya padecido alguna vez de celos a lo largo de su existencia porque, por muy afortunada que haya sido su experiencia, en algún momento sus esperanzas habrán sido desairadas. Además, siendo los celos la consecuencia de la necesidad de ser querido, por muy favorablemente que se hayan atravesado las diferentes etapas del desarrollo, la experiencia de la dolorosa separación ha tenido que ser inevitable. La ineludible dependencia lleva consigo el temor a perder el anclaje. Por tanto, solamente podría entenderse la ignorancia de los celos en quien nunca ha dependido y pudiera vanagloriarse de no necesitar ser querido. Una circunstancia quimérica.

Los celos, frecuente motivo de consulta psicológica, se suelen saldar con razonadas consideraciones y algún que otro fármaco, ya que apenas son entendidos pese a su apabullante simplicidad. Así, el cliente deja la consulta afianzado en la idea de que el ser celoso forma parte de su persona como una característica inseparable de su naturaleza. Sin embargo, la cuidadosa escucha de su relato nos muestra, en primer término, a una persona que pretende el imposible de que su pareja deje de existir para girar a su alrededor, como un satélite; que deje de ser persona. Y cuando el socio de la persona celosa se aviene a tal solicitud, solo posible en estrechísimos espacios de tiempo, comprueba que ni aún así los tormentos quedan apaciguados; el, o ella, siempre encontrará un detalle que confirmará la infidelidad.

Comparemos ahora este comportamiento con el que tiene lugar en la pareja que evoluciona hacia la constitución de una verdadera amistad en que cada uno se satisface de que el otro tenga su propia vida, que no haya perdido ningún rasgo de su personalidad. Así, la pareja constituirá la empresa formada por dos socios leales.

¿Por qué, entonces, es tan difícil acceder a este estado que sería el más deseado? Sencillamente porque el viaje de la vida de las personas no está guiado por la razón, por lo que nos podemos preguntar ¿qué elementos irracionales podrán ser los responsables de tamaña desorientación? Llegados a este punto, echemos mano de alguna fuente literaria. Así, el comentario, atribuido a Jacinto Benavente, que reza: *"el celoso, no lo es nunca por lo que ve; con lo que se imagina basta"*

De esta cita se puede deducir la hipótesis de que los celos podían ser independientes del comportamiento de la persona a quien se cree amar. Y si esta fuera una deducción acertada, tendríamos que admitir que los celos pudieran ser anteriores al conocimiento de la pareja y que la persona destinataria de ellos fuera solamente la pantalla sobre la que se proyectaran. Entonces, si los celos fueran previos al conocimiento de la persona da quien se cree se originan y que la experiencia de ellos ya ha sido vivida en otro escenario y en otro tiempo, solamente nos queda preguntar cuando y con quien tuvo lugar la experiencia originaria.

Los celos no parten del temor a no ser correspondido ya que este es uno de los avatares de la vida; por el contrario los celos son anteriores al engaño y no se desencadenan, sino que ya son previos. El celoso -todos lo somos o hemos sido en mayor o menor medida- parte de la certeza de que va a ser traicionado. Es como la anticipación de lo que irremediablemente ha de suceder y es que nada se puede temer del futuro que no haya tenido lugar ya en el pasado.

Pero vayamos paso a paso. Tratemos de desmenuzar este fenómeno de los celos. Digamos primeramente que, aplicando el principio que distingue el ser del estar, hemos de hablar de quien sufre de este suplicio como de alguien que esta celoso, no que sea celoso. Y, ¿por qué sufre de esta tribulación? Para responder a esta pregunta tratemos de destacar las características del propio fenómeno. En primer lugar, quien padece de celos obra poseído de tener todo el derecho a que la persona *"amada"* deba obligatoriamente corresponder en la forma deseada, solamente así se puede entender que una persona se arrogue la potestad de espiar e inmiscuirse en las intimidades de otra. Admitiendo, por tanto, que ninguna legislación otorga el derecho a ser querido, ni obliga a nadie a querer, hay que indagar en algún antecedente que explique semejante sinrazón. Y esa búsqueda conduce directamente al escenario en el que todo ello parece encontrar una explicación satisfactoria. Claro está que me refiero al marco en que se desarrollan las primeras relaciones con la madre. Efectivamente, allí las sinrazones del adulto se hacen razonables. El niño tiene todo el *"derecho"* a ser querido y para él la madre tiene la *"obligación"* de quererlo. Luego, los celos reproducen en la edad adulta la manera en que se ha sido "querido" en los primeros compases de la vida.

Quien padece de celos consume el tiempo, de la mañana a la noche, tratando de confirmar que sus sospechas son fundadas. Pero, claro está, como las pesquisas persiguen el descubrimiento de la autoría de un crimen y éste se ha cometido con anterioridad, el destino no puede ser otro que el desmantelamiento de una relación de precarios inicios. Los celos no son más que odios no expresados, odios escondidos bajo el barniz de un falso interés.

Aunque complementaria, otra forma de acercarse al tema de los celos es aquella que encuentra su fundamento en considerar a la pareja el árbitro que dictamine quien resulta elegido entre dos o más candidatos, circunstancia esta que, también, reverdece las rivalidades infantiles propiciadas, a su vez, por la falta de tacto de los padres. La esencia de los celos es la de estar sometido a examen para ser elegido.

Pero es que, además, el argumento que el celoso esgrime es el inmenso amor que siente por la persona que, en su juzgar, a tales injustas pruebas le somete. Tal amor, sin embargo, es una clase de apego con claros rasgos infantiles, es un amor detenido en los primeros compases de la vida, como corresponde al tipo narcisista del querer. La persona celosa experimenta atracción que muy bien podríamos calificar de "*por delegación*", en el que la realidad de la otra persona permanece al margen de su conocimiento.

15. EPILOGO. EN LA PUESTA DEL SOL

Del incesante dialogo que la persona mantiene consigo, con una parte instaurada en su interior, se desprende la iniciativa de escribir este resumen de cuanto ha sido mi vida profesional y de las conclusiones a las que he llegado. El que haya comenzado con esta introducción, sin aparentemente venir a cuento, es debido a que me sirve para dos fines: primeramente, para dejar patente que nada de cuanto contienen estas líneas es crítico con otras formas de ver las cosas, ni con quienes las sustentan, pues soy bien consciente de la vanidad y del espíritu competitivo que en mis comienzos me impidieron ver con claridad el sentido de cuantos relatos se me ofrecieron y, en segundo lugar, porque no aspiro a lograr ningún tipo de alabanza o reconocimiento.

Esta advertencia conviene particularmente al estudio de la Psicología que atiende a las manifestaciones del sufrimiento espiritual que se expresan de forma compleja y aparentemente cambiante, a diferencia de otras disciplinas, como la Anatomía descriptiva, por ejemplo, que se ocupa del estudio de los accidentes físicos objetivos y estables del cuerpo. La primera, la Psicología ha de ayudarse del análisis, mientras que la segunda, la Anatomía, se satisface con la meticulosa descripción de los accidentes. En la primera el factor subjetivo es insoslayable, en la segunda prácticamente inexistente.

Como otras disciplinas, la Psiquiatría tiene su propia terminología que, en general, es poco amable y sencilla y sí a menudo hiriente y jactanciosa. Se puede decir que mi periplo a través de este campo ha discurrido en la depuración de este artificioso lenguaje, desechando lo "ornamental" y buscando la sencillez, guiado siempre por la intuición inicial de que las manifestaciones humanas habrían de tener una relación lógica y acorde con los precedentes biográficos, hasta adquirir un sentido cabal.

Este proceso se ha visto favorecido por otros factores, como el paso del tiempo que viene simplificando la manera de estar con nosotros mismos y, paralelamente, el enfriamiento de los ardores que en la juventud enturbian el entendimiento. Con el paso de los años las necesidades y los afanes de protagonismo se van relegando a un segundo plano, liberando al entendimiento de las pasiones de la existencia y contribuyendo, también, a que las manifestaciones psíquicas aparezcan menos distorsionadas. Sucede aquí lo mismo que acontece en las aduanas entre países en paz y en vías de crear unidades más amplias: que no hay tanta vigilancia y, por tanto, menos necesidad de camuflar las escasas mercancías prohibidas.

Así, la quimera del éxito queda desprovista de encantos para la seducción, como le ocurriera a "Sinuhé", subyugado por el embrujo de Nefernefer. Se instala, al fin, el sosiego que posibilita la observación de los hechos tal y como se presentan, sin los ornamentos antaño necesitados.

A lo largo de estas páginas he dudado, en muchas ocasiones, entre el empleo de los términos Psiquiatría y Psicología. La primera, la Psiquiatría (del griego psiqué, alma e iatréia, curación) se encarga, del estudio y tratamiento de las enfermedades mentales, la segunda, la Psicología, (de griego psique alma y logos tratado) del estudio de los hechos psíquicos.

Debido al disgusto que siempre me ha producido el término de enfermedad mental, por lo que de inadecuado, discriminatorio e injusto tiene, he preferido hablar de Psicología, aún teniendo en cuenta que ambas disciplinas tienen orígenes y desarrollos bien diferenciados. Para obtener el título de psiquiatra se precisa la licenciatura previa en Medicina, cosa que no ocurre para el ejercicio de la Psicología. Debido a ello, la primera tiene un recorrido más cercano al lecho de las personas y al lado de su final, lo que puede conferirle un carácter particular que la Psicología, más teórica, no tiene. Pero el hecho de que la Psiquiatría no haya salido de su obcecación organicista y del empleo de fármacos, me lleva a preferir la utilización del término Psicología.

A lo largo de mi periplo, mucha de la jerga psiquiátrica ha desaparecido de mi vocabulario, junto con el reemplazo de la bata blanca por la ropa de vestir. También, quien acude a la consulta ha sufrido sucesivas mutaciones; primeramente fue el enfermo, después el paciente, más tarde el cliente para, por fin, quedarse en lo que es, una persona. Ha sido un proceso de depuración en el que las formas y la elección de las palabras ha sufrido un importante filtrado.

Porque, en mi opinión, no existen las llamadas enfermedades mentales y el hecho de que se mencionen con harta profusión no obedece sino a la limitación humana, a sus prisas, a la necesidad de poner un rótulo bajo cada fenómeno, al igual que se pusieron nombres a cada accidente geográfico y a cada variedad vegetal. El sufrimiento, en el sentido espiritual del término, no es consecuencia de estigma alguno que no sea imputable a la fiereza de la propia vida. No es cierto que haya personas que, en sí mismas, porten anomalías susceptibles de ser encasilladas en la nosología psiquiátrica.

El término de enfermedad mental es una creación artificial referida a situaciones en las que, para el entendimiento, se ha producido una desconexión entre efectos y sus causas, por lo que, en quienes se da esta circunstancia -en todos, en mayor o menor intensidad-, se creen autores y protagonistas de los sufrimientos que les aquejan. Sucedería algo parecido a lo que a las mulas de la mina que, a fuerza de interminables jornadas de oscuridad, olvidaron haber visto las brillantes praderas de sus días de potrillos. Así, la persona puede llegar a creer la falsedad de que nunca conoció la luz y que la ceguera es su esencia.

También mi recorrido a través del ejercicio de la Psiquiatría ha fortalecido el escepticismo y el espíritu crítico que puedo reconocer ya en mis primeros años. Así, siempre me ha parecido poco compasiva la afirmación derivada de las, innegablemente geniales, observaciones de Darwin de que la selección natural escoge a los mejor dotados para sobrevivir y ello porque me parecía en los mejor dotados se destacaba una virtud y no la consecuencia del azar. Consecuentemente, me preguntaba: ¿qué pasa, entonces, con el salmón que, logrando, rio arriba, el ascenso sobre la presa, cae en las fauces del oso? Sin duda me debatía en una irracional rebeldía, atribuyendo méritos a lo que sencillamente era producto de una mera descripción. Ante el azar no vale esgrimir razón ni mérito.

El mencionado escepticismo, que siempre me ha acompañado, será el responsable de ver en el acercamiento a los ambulatorios una similitud con las peregrinaciones religiosas de antaño. A los dispensarios parecen acudir los mismos fieles que antaño lo hicieran a los templos, y con idéntico propósito: hallar el milagro de la salvación, ahora desplazado al terreno del dios salud,

Por otro lado, también los médicos se han aprestado a ser reemplazo de los sacerdotes, tanto por su dogmatismo como por su soberbia. Como inevitable consecuencia, habida cuenta de esta atmósfera científico-religiosa, los fieles-enfermos hacen prontamente suyas las afirmaciones de los sapientes doctores, a quienes la petulancia impide reconocer que los verdaderos avances de la medicina proceden directamente de los portentosos desarrollos de la física y de la química. Ya comentaba el Doctor Jerónimo Molina Núñez, fundador de "Peña Retama" que la Psiquiatría pecaba de dogmatismo y adolecía de filosofía y poesía.

Y es que la medicina adolece de simplicidad y es poco atenta a la hora de valorar los hechos físicos, como se pone de relieve en sucesos recientes, como el llamado contagio por Ébola y, en general, en todos los procesos infecciosos en los que se desestima el valor que pueden tener las condiciones del huésped en el resultado final de la agresión.

El porvenir de cualquier agente invasor se decide por el resultado de los dos factores en liza: la reacción de la persona receptora del insulto exterior y las características del agente invasor. El resultado final de un proceso infeccioso no es igual en las sociedades del tercer mundo que en las acomodadas de occidente.

Cuando se dice que el genial Alexander Fleming salvó muchas vidas con el descubrimiento de la Penicilina, se destaca, con toda justicia, una parte de la realidad, porque también muchas vidas fueron salvadas por el progreso de las condiciones de vida, la producción masiva de alimentos, la mejoría de las condiciones laborales, el establecimiento de periodos vacacionales, los progresos en la construcción de los hogares, la disminución del nivel de incertidumbre gracias a las prestaciones sociales y al auxilio de los seguros, etc. Todos estos factores son determinantes a la hora de valorar el aumento de las expectativas de vida.

Porque, en mi opinión, hay un factor, la angustia, que al no ser cuantificable, como sucede en el caso de la temperatura corporal o en el recuento del número de hematíes, no se le puede prestar la atención que merecería. Me refiero al nivel de angustia que no debe ser confundida con lo que habitualmente llamamos estrés, que hace más referencia al agobio debido a causas externas, como el excesivo trabajo y el escaso reposo, con los que nada tiene que ver, ya que las ocupaciones, por fuertes que parezcan, no generan angustia. Para que haya angustia es preciso que haya un enfrentamiento entre instancias internas. Pero es extremadamente frecuente el señalamiento de sucesos externos como artífices de la angustia y nada más lejos de la realidad. La angustia es el ingrediente consustancial e inseparable de la vida.

Incidentalmente, y dado que el término estrés es tan pródigamente utilizado, quiero advertir que, aparte de la inexactitud conceptual mencionada en el párrafo anterior, hay otra, no menos trascendente, que concierne a su remedio, porque a un errado planteamiento se siguen correcciones igualmente desatinadas.

Como el estrés está relacionado con la excesiva actividad, bien sea por las objetivas exigencias de la vida, como la necesidad de atender a dos empleos a lo largo del día, el remedio será el de su cese. Pero si lo que hay tras la actividad es la angustia, el remedio que para el estrés era adecuado, será totalmente contraproducente.

A la persona estresada se le recomiendan prácticas de control, como las derivadas de la filosofía zen, yoga, meditación, contemplación y toda una serie de ejercicios mayoritariamente procedentes de la cultura oriental. Pero cuando lo que hay es un cuadro de angustia, las mencionadas medidas acentuarán aún más el excesivo control que indefectiblemente subyace. La diferencia fundamental entre estrés y angustia es que el primero tiene su principal motor en los factores externos y la segunda es siempre la traducción del dominio del Superego sobre el Yo

El ser abre sus ojos al mundo en medio de la mayor indefensión. No puede gestionar que el hambre sea colmada en el momento preciso, ni que la sed sea satisfecha puntualmente, ni que la temperatura esté acorde con lo requerido. La incertidumbre respecto a la satisfacción de la necesidad que el nuevo ser es incapaz de controlar, establece el nacimiento de la angustia.

De ahí, la desesperación. Porque desesperar (des-esperar) es la consecuencia de esperar, y ¿qué otra cosa puede hacer el infante sino confiar en que sus necesidades queden satisfechas? Estas urgencias, en principio básicas -alimentos, limpieza y calor-, van a ser asociadas con la persona que acude en su auxilio, generalmente la madre, con lo que paulatinamente va apareciendo la temida y dolorosa noción de la impotencia, de la separación, e inevitablemente la desesperación y el sentimiento de la angustia. Comentó Freud, respecto de la angustia, que una manera gráfica de entenderla de forma sencilla era la representación mental de un niño perdido en un gran mercado.

Siendo la vida del ser el camino que recorre desde los brazos de la madre hasta la muerte, es lógico pensar que el temor le acompañe, en mayor o menor medida, a lo largo de todo su peregrinar. Y es por ello que el fenómeno de la angustia sea compañero inseparable en la vida de las personas y no algo que a unos les acontece y a otros no. La desesperación, la enfermedad mortal, tal y como la describió Kierkegaard, es el inevitable sufrimiento del espíritu. En atención a ello, cuando el psiquiatra atiende a una persona desesperada no puede obrar como se hace en medicina orgánica, particularmente en los traumatismos, en los que se puede establecer el comienzo de una lesión, sino teniendo presente que quien acude a la consulta acuciado por la desesperación ya estaba desesperado con anterioridad.

Cuando en los inicios de los estudios de medicina pensé en la especialidad psiquiátrica como una opción, enseguida caí en la cuenta de que no tenía elección pues ya estaba atrapado por la curiosidad de la posible explicación subyacente en todas las conductas. Ya en los inicios de mi vida estuvo presente la idea de que todas las conductas, aún las más extravagantes, habrían de tener una explicación sencilla y aunque aquella fe pasó por momentos de vacilación, como cuando estudiante asistí a una clase de Psiquiatría en el manicomio, se vio finalmente afianzada en el contacto con nuevas formas de acercamiento a la disciplina.

Tenemos la propensión de reducir a un solo factor las variantes de la conducta humana. Por ejemplo, se dice que el poder mueve al mundo o que es el amor el que impulsa los resortes del humano afán y otros ven en la vanidad y el egoísmo sus verdaderos motores. Afortunadamente, el paso del tiempo ha permitido la confección de un cuerpo doctrinal que entiende todas las formas posibles de manifestación sin necesidad de recurrir al enjuiciamiento moral.

El nido es el abrigo desde el que el pajarillo asoma a la vida tras un dilatado periodo de incubación y desde allí inicia el viaje sin billete de retorno. Una irresistible presión le impele hacia el futuro; es parte de la misma *vis a tergo* que impulsa la sangre a través del torrente circulatorio. Con la rotura del huevo el ave conoce por vez primera la separación y así iniciará la andadura de la vida, partiendo de la simbiosis con la madre, antes de experimentar las inclemencias de la intemperie y la necesidad. Es el primer desgarro de la vida. Las futuras separaciones serán meras repeticiones y en todas palpitará un, mayor o menor, disimulado afán por la vuelta. Dentro de este mismo esquema se podrán entender todas las diversas apariencias de las conductas humanas. El corte del cordón umbilical marca la separación definitiva y el destierro del paraíso.

A regañadientes el ser se verá impulsado hacia el futuro sin posibilidad de regreso y en ese camino surgirá la necesidad de construir el proyecto de ser *uno mismo*, que no es sino la aspiración de estar situado al abrigo de la exasperante e incontrolable necesidad.

Lo hasta aquí escrito en modo alguno es una reprobación al estado en que están las cosas; es simplemente un comentario, la exudación de algunos malos humores que comporta el hecho de vivir. No dudo -ni soy quien- acerca de la buena fe del género humano: sería incongruente con la idea que se expresa en estas páginas acerca de la existencia, porque la extendida opinión de una existencia gobernada por una voluntad omnímoda y perversa que gobierna a su capricho el destino de las personas es, a la luz de la razón, un desatino. Recientes acontecimientos, como el holocausto de las vacas locas, la alarma ocasionada por el brote de la neumonía atípica, la malignidad de las radiaciones de la telefonía móvil y un sinnúmero de casos más, ponen de relieve la indefensión del género humano y su ancestral subordinación a la culpa y al pecado.

Porque, si a través de todo este escrito mantengo –siempre dentro de mi restringida experiencia profesional- que el protagonismo de la persona en la existencia no es más que una ilusión, mal se compaginaría con la crítica de que la suerte podría haber sido otra de no ser porque perversas voluntades han tenido el deliberado empeño de torcer los acontecimientos. No, las cosas son las que son y lo son como consecuencia de los incontrolables vientos de la historia. La atribución de los hechos a mentes repartidas entre buenos y malos es una infantil simplificación. Nos hallamos, como siempre se ha hallado la humanidad, en una fase de su evolución, con sus particularidades.

Coincidente con el debilitamiento del espíritu religioso, la soberbia y la arrogancia han desplazado a la servidumbre y humillación características del reciente pasado, tal vez en aras de una presencia más notoria de la persona en los negocios de la vida. Es una verdadera revolución que, como todas, se nutre provisionalmente de un sin número de excesos, como se comprueba en la llamativa simplicidad con la que se identifican a los responsables de los humanos infortunios.

Esta arrogancia está presente en las nuevas formas de expresar el inevitable sometimiento a las condiciones que decreta la vida. Así, se oye con harta frecuencia que tal persona está luchando contra el cáncer, que le ha plantado cara e, incluso, que le ha derrotado. Y en todas las precedentes afirmaciones se hace mención a una delirante capacidad que seguramente tiene como propósito la exaltación de la más que dudosa existencia de la voluntad y su desigual reparto entre las criaturas.

Pero, antes de abordar el tema de la existencia, o no, de la voluntad, hagamos una pequeña introducción. Sabido es que, topográficamente, Freud dividió el espacio virtual de la mente en tres regiones: inconsciente, preconsciente y consciente. En el primero quedan almacenados los afectos que no han podido aflorar al campo de la conciencia y que, reprimidos, restringen el rendimiento mental, causando finalmente los síntomas. La región del preconsciente alberga, por el contrario, todo aquello que no está a disposición inmediata del individuo sin que por ello haya sufrido los efectos de la represión. El tercero, el espacio consciente, es donde se aloja todo lo que el individuo puede disponer a voluntad.

A su vez, el aparato psíquico fue concebido como el marco de interacción de los dos principales agentes psíquicos: Yo, y Superyó, cuyas funciones son de sobra conocidas. El primero, el Yo, también conocido por Ego, hace referencia a la parte más genuina de la persona que pugna por acercarse al ideal del ser uno mismo en disputa con el Superego, o conciencia moral, que es la estructura depositaria de todas las vicisitudes habidas a lo largo del proceso de educación y cuya persistencia es la responsable de que el diálogo interno que sostiene la persona a lo largo de su vida, resulte inquietante o apacible.

En las sociedades occidentales, muchas manifestaciones físicas han prácticamente desaparecido por mor de los espectaculares avances de las condiciones de vida, como los sabañones, la tuberculosis, el raquitismo, los grandes cuadros reumáticos deformantes, las avitaminosis y las pertinaces jaquecas, entre otras. A cambio, han "florecido" otras nuevas, como la creciente variedad de alergias.

De la misma forma a lo acontecido en el plano físico, también en las estructuras psíquicas se viene experimentando una notable evolución, fruto de la cual los cuadros que reflejan el sufrimiento espiritual aparecen más difusos, tan poco estáticos que apenas resisten el paso de los días en la nomenclatura psiquiátrica.

Actualmente han desaparecido cuadros médicos descritos en los tratados clásicos como, por ejemplo, las poblaciones de las llamadas salas de "profundos" de los hospitales psiquiátricos, que se han volatilizado. Igualmente sucede con otros cuadros de clásica descripción como los variados tipos de epilepsia, el corea de Huntington, el de Sydenham, el Parkinson y la enfermedad de Alzheimer que, si no erradicadas, se baten en franca retirada.

La trayectoria de esta evolución permite vaticinar que la zona del inconsciente vaya ocupando menor "espacio" en favor del consciente, por lo que la sintomatología de los padecimientos espirituales se aproximará a las naturales manifestaciones de las variaciones del estado de ánimo y podrán ser entendidas de forma natural, sin necesidad de interpretación.

De la misma forma que las mejoras de las condiciones de vida han hecho desaparecer prácticamente enfermedades temibles como la tuberculosis, la sífilis y el sarampión, también en la esfera psíquica el debilitamiento de las prohibiciones, paralela a la disminución del peso de las religiones y la relajación de la censura, harán que las manifestaciones espirituales se muestren menos distorsionadas y, por tanto, más accesibles directamente al entendimiento. Consecuentemente, el fenómeno de la angustia será menos intenso. Esta imparable progresión traerá consigo que la conducta de las personas estará más vigorosamente guiada por elementos racionales y conscientes.

El síntoma psiquiátrico desaparecerá en el momento en que las protestas que trasmite no estén censuradas o impedidas de manifestarse, porque el síntoma traduce, de forma tortuosa, una queja. Esta era que se avecina podría ser bautizada como la de la agonía del síntoma.

La abundancia de alimentos, la higiene, la mejora de las condiciones laborales y de la vivienda, en mayor medida que los avances médicos -las más de las veces empujados por los avances tecnológicos- son los conductores de este cambio. Porque, en mi opinión, la acción de los fármacos psiquiátricos se reduce a efectos de sedación e hipnosis, fuera de los cuales nada más se puede esperar, salvo el encargo de ser nuevos grilletes que paralicen, aún más, los movimientos hacia la consecución de la finalidad de "ser uno mismo". La fe en los antidepresivos es una mera ilusión.

Previsiblemente, la intensidad del síntoma de la

angustia va a ir decreciendo conforme la sociedad adquiere mayores niveles de seguridad y como, siempre en mi opinión, es la angustia el síntoma del que derivan los demás, lo que entendemos por depresión, así como las subsiguientes manifestaciones psicóticas, experimentarán un drástico retroceso.

Cuando comencé los estudios de medicina, hablar de somatización -que es la transformación de la energía psíquica en manifestaciones físicas- era como, para un religioso, caer en el sacrilegio, pese a que la naturaleza ofrecía ya entonces evidencias de su existencia, como se observa en el fenómeno de la tristeza precursora de las lágrimas. El paso de los años ha venido afianzando su reconocimiento y potenciando su importancia hasta el punto de que no hay enfermedad somática en la que no se resalte la importancia de los factores emocionales. Un curso por lo demás previsible ya que, si la persona es la fusión de dos sustancias inseparables, espíritu y materia, es natural que el movimiento de cada una de ellas tenga su resonancia sobre la otra.

Muchas de las enfermedades consideradas corporales, en cuya etiología se sigue invocando incluso alteraciones orgánicas, son el resultado de cataclismos emocionales, lo que en modo alguno disminuye su malignidad. Así, tengo el convencimiento de que el cáncer, la esclerosis, las enfermedades degenerativas, las alergias y el asma, entre otros, son consecuencia de incuantificables sufrimientos espirituales. Por ello, y en la medida en que el nivel de angustia vaya disminuyendo, estos padecimientos irán gradualmente desapareciendo. Porque la energía psíquica, llámesela sexual o libidinal, contenida por el proceso de la represión, ocasionará un cataclismo emocional antes de agotarse en la formación de manifestaciones somáticas y, en este proceso, puede tener lugar el origen de muchas de las enfermedades que hoy atribuimos, en exclusividad, un origen orgánico.

Cercano el final del recorrido, cuando pocos obstáculos pueden entorpecer que los hechos puedan ser aceptados tal y como se presentan sin que estén perturbados por bastardos intereses, es cuando es posible manifestar afirmaciones tan arriesgadas, aunque no necesariamente verdaderas. Volviendo la vista atrás puedo darme cuenta, no diré de los errores, pero sí de los impedimentos para ver lo que con nitidez se mostraba a mi observación. Y es que difícilmente se pueden atender a dos intereses simultáneamente: los sociales y los propios.

Me explicaré: el inicio del ejercicio profesional coincide con el comienzo de la vida adulta y se caracteriza por la inversión de los papeles. El protagonismo de quien acude en busca de una "solución" es prontamente suplantado por la soberbia de quien debería estar en segundo plano. Es solamente al final de un largo recorrido cuando es posible estar cerca del anonimato porque, lo mismo que la obra de teatro no se disfruta en medio de la algarabía, tampoco es aconsejable mirar al microscopio con los ojos llorosos.

FIN

SOBRE EL AUTOR

Nacido en Valencia de Don Juan (León) en 1941, Onésimo Fernández Rubio se licenció en Medicina y Cirugía en 1968, habiéndose especializado en Psiquiatría en Madrid, completó un curso para postgraduados en la misma especialidad en el Maudsley Hospital de Londres durante el año académico 1973 – 1974. Formado en Psiquiaterapia Analítica en el Instituto Peña Retama de Hoyo de Manzanares bajo la dirección del Dr. Jerónimo Molina Núñez. Entre los años 1980 y 1988 desempeña el cargo de director del Sanatorio Psiquiátrico "Santa Isabel" de León.

Esta publicación, segunda de este género, -la anterior titulada "La Enfermedad de la Vida"-, versa sobre la idea adquirida acerca de la Psiquiatría a lo largo de los años de ejercicio y que se puede resumir en lo siguiente: *"El único remedio más eficaz para no sufrir los insultos y el desprecio que, erróneamente se cree pertenecen a la propia persona que los sufre, es el conocimiento preciso de uno mismo a través del estudio de los pasos que las circunstancias de la vida han impuesto"*.

En mi opinión, tanto la Psicología como la Psiquiatría -disciplinas de imposible diferenciación-, tienen por finalidad última la implantación de la amistad dentro del mundo interior de la persona.

LIBROS DEL AUTOR

Ejerzo la especialidad psiquiátrica desde el año 1968, bajo una orientación básicamente psicoanalítica, que se inició en la clínica "Peña Retama", de Hoyo de Manzanares, pionera en España, según creo, en la modalidad de comunidad terapéutica. Posteriormente he ejercido en medios diversos, pasando por la dirección del Sanatorio Psiquiátrico "Santa Isabel", de León.

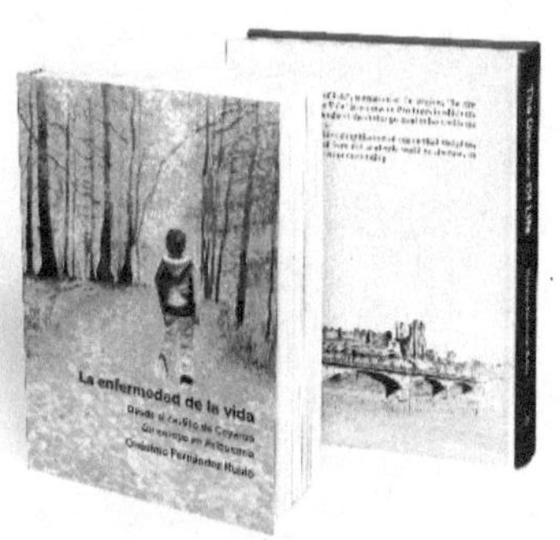

LA ENFERMEDAD DE LA VIDA
desde el casino de Coyanza

Es un libro que plantea, con rigor y no sin riesgo, caminos y metas para alcanzar una mejor comprensión de lo que somos y de todo cuanto nos rodea. Como resultado de una vasta y fructífera trayectoria profesional, invita a compartir centros de experiencia, únicos e irrepetibles, pero que a buen seguro, harán acompañar al lector, en tanto que texto abierto al diálogo, en sus también personales e irrepetibles búsquedas.

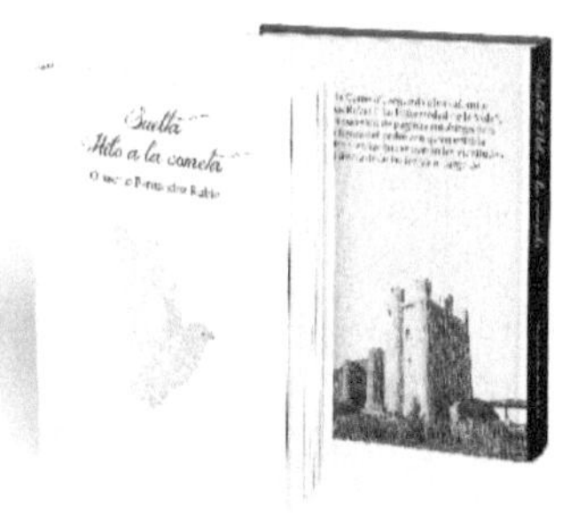

SUELTA HILO A LA COMETA
Segunda obra del autor Onésimo Fernández Rubio, es la sucesión de páginas autobiográficas que giran en torno a la figura del padre con quien entabla frecuentes coloquios. En ellas se narran los acontecimientos vividos a lo largo de las fechas al cargo del negocio familiar en el Casino de Valencia de Don Juan (Coyanza), León.

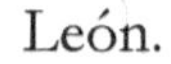

Más información en www.psiquiatriazaragoza.com

No se camina en soledad por la vida, como reza la canción, sino que el pasado nos acompaña y con él la personas y los hechos que han configurado la conciencia con la que dialogamos de continuo. Así se explica que se pueda hablar de amistad o de enemistad para con uno mismo.

Pues bien, de la calidad de este diálogo depende la manera particular de "estar en el mundo" de forma que cuando no se ha podido establecer un aceptable grado de fraternidad —base de todo sufrimiento espiritual-, solamente a través del conocimiento de los pasos conducentes a su formación es posible verse libre del amargo sentimiento de ser diferente, de estar separado del resto del mundo.

La búsqueda de este conocimiento es la verdadera dedicación de la Psicología.

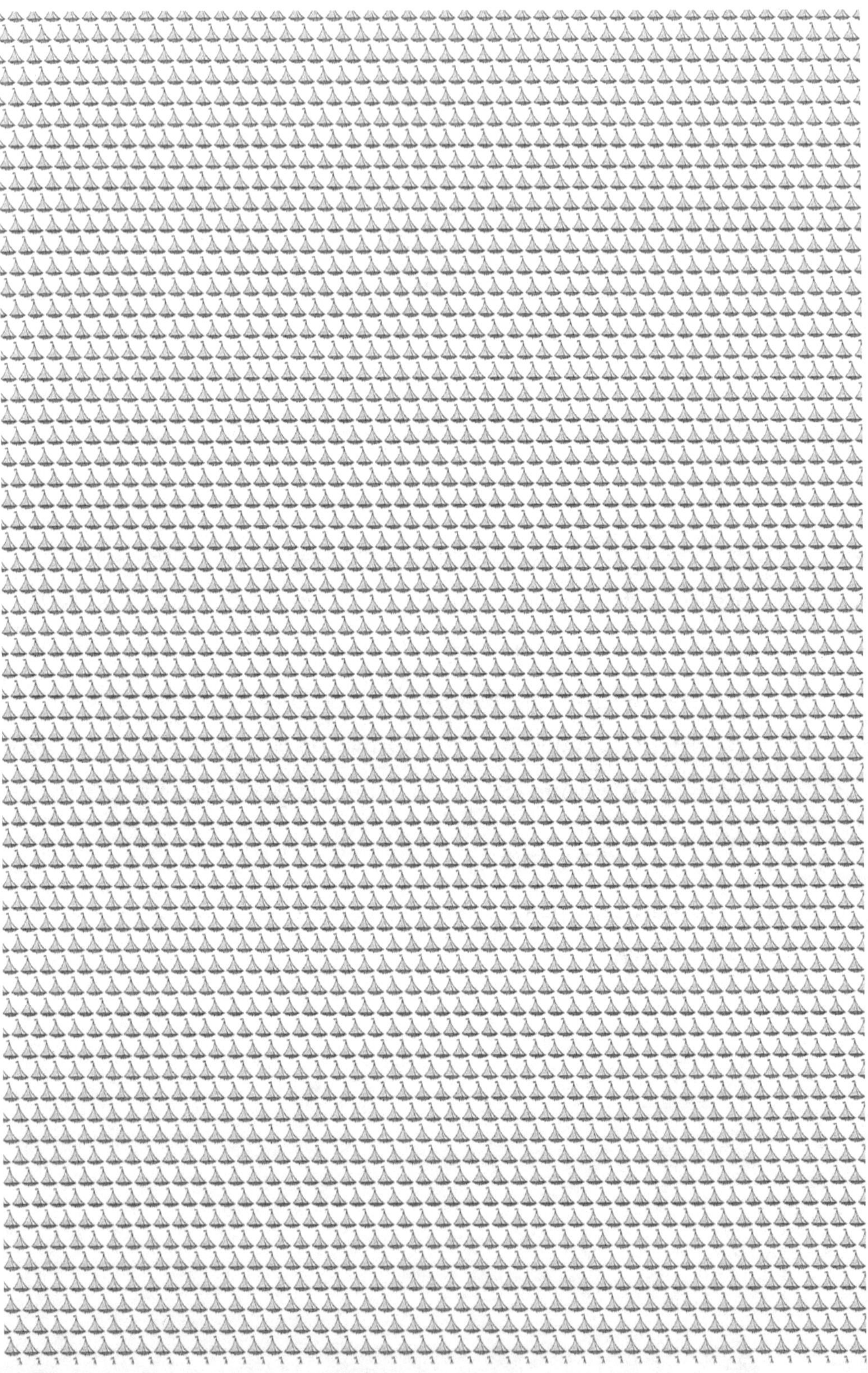

9 788469 753323